KB197901

나를
만드는

식습관
레시피

나를
만드는

식습관
레시피

허진 지음

라라

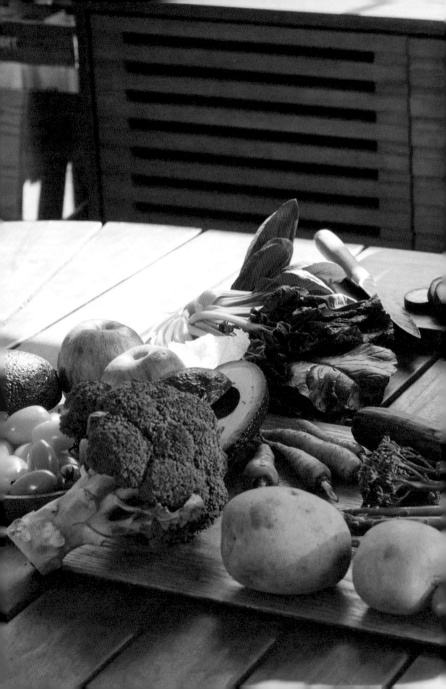

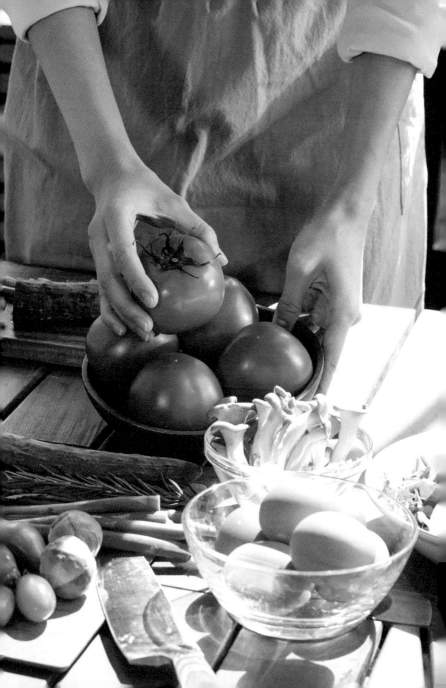

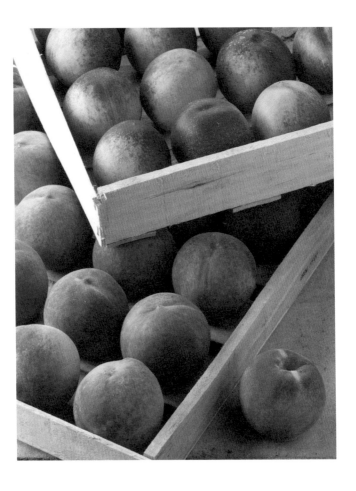

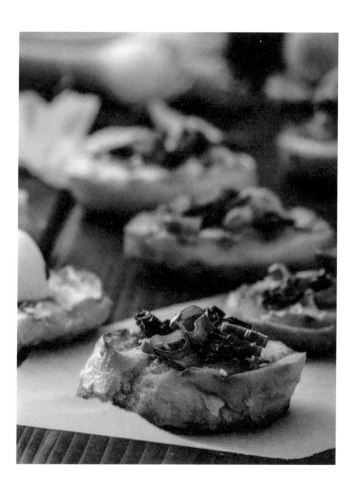

건강 미인은
식탁에서 결정된다

누구나 미인을 좋아한다. 아기들도 예쁜 사람 앞에서는 방글방글 웃는다. 그렇다면 미인은 어떤 사람일까? 어릴 적 나는 마른 체형에 피부가 하얀 사람을 미인이라고 생각했다. 요즘은 동안 미인이 대세이다. 동안 미인은 아기처럼 눈이 둥글고 검은 눈동자는 크다. 통통한 볼살도 어려 보이게 한다. 그런데 미인의 기준은 시대에 따라 변한다. 보편적으로 사람들이 미인이라고 생각하는 기준은 무엇일까? 한눈에 봤을 때, 밝고 생기 있는 얼굴과 몸의 전체적인 균형과 조화가 아닐까. 바로 '건강 미인'이 되겠다. 건강 미인이라는 단어를 듣자마자 한 여배우가 떠오를지도 모른다.

나는 운이 좋게도 지금까지 3개국 4개 도시에서 생활했다. 이곳에서는 어김없이 한눈에 건강하다고 느껴지는 건강 미인들과 함께할 수 있었다. 우리들의 만남과 대화는 언제나 음식과 함께했다. 건강 미인들의 먹거리와 먹는 방법에 대해 관찰할 수 있었다. 그녀들은 건강한 몸과 마음을 위한 먹거리에 절대 인색하지 않았다. 언제부터인가 어두워 보이는 모습, 어딘가 부정적인 말 습관을 지닌 여성을 보면 몸 어디가 좋지 않거나 먹는 음식에 문제가 있을지도 모른다는 생각을 한다.

건강 미인이란 몸과 마음의 균형과 조화가 이루어진 상태이다. 그러기 위해서는 매일 먹는 음식의 선택이 중요하다. 몸 상태는 우리의 건강 상태를 나타내는 체크 리스트이다. 건강 미인은 건강한 몸에서 만들어진다. 건강한 몸은 건강한 먹거리에서 만들어진다. 장내 세균도 우리가 태어날 때 나오는 길인 산도를 통해 결정된다. 엄마가 무엇을 먹느냐에 따라 아이의 건강도 좌우된다. 먹는 일은 이렇게 중요하다.

한편, 날씬하고 예뻐지고 싶은 것은 모든 여성의 욕망이다. 많은 여성이 화장품에 많은 돈을 쓰고 있다. 그런데 화장품보다 더 효과적인 것이 있다면? 바로 우리가 먹는 음식이다. 먹는 음식으로 우리 몸에 영양소가 갖추어져야 맑고 깨끗한 피부를 가질 수 있다. 건강하고 날씬한 몸을 가질 수 있다. 음식은 가장 강력한 화장품이다. 그런데 먹는 화장품은 오늘 먹는다고 내일 효과가 나타나지 않는다. 시간이 필요하다.

피부 세포가 자연적으로 갱신되는 주기를 피부 재생주기라고 한다. 피부 세포는 28일마다 새롭게 태어난다. 몸이 젊을수록 세포 재생은 더 잘 된다. 이 세포는 우리 몸에서 만들어지기 때문에 몸속부터 예뻐지는 것이 중요하다. 몸속부터 건강하고 아름다워지면 그 효과는 오랫동안 계속된다. 멋지고 아름다운 여성으로 만들어주는 식사를 하자. 음식의 효과는 시간이 걸리지만 반드시 나타난다. 날씬해지겠다고 굶겠다는 생각은 버리자. 또한 배가 고프니 뭐든 먹기만 하자는 생각도 버리자.

우리 몸에 가장 좋은 의사와 요리사는 바로 '식습관'이다. 이 식습관을 관리해야 '인생'을 관리할 수 있다. 그러므로 나를 사랑하고 아끼는 방법은 신선하고 영양가 있는 식재료로 만든 음식을 먹는 것에서 시작된다. 또한 올바른 식습관에 대한 정보와 지식은 삶의 중요한 무기가 된다. 음식을 내 편으로 만드는 일은 아름다움의 비결이다. 좋은 음식은 몸에 영양을 줄 뿐만 아니라 마음의 영양도 채워줄 것이다.

곧, 따뜻한 음식을 먹는 습관이 따뜻한 인생을 만든다. 올바른 식습관을 몸에 익히면 평생 건강하고 아름다운 삶을 유지할수 있게 될 것이다. 건강 미인이 되는 일은 단순한 외모를 위한 노력이 아니라 나를 위한 최상의 투자이자 삶의 가치를 높이는 길이다. 나를 사랑하는 최고의 방법이며 자기 계발의 한방법인 셈이다.

건강한 사람은 아름답다. 내가 지금까지 함께 해 온 건강 미인

들과의 만남을 돌이켜보며 건강 미인이 되려면 어떻게 해야
하는지, 건강 미인이 되는 비결은 무엇인지, 건강 미인은 무
엇을 먹는지, 건강 미인의 하루는 어떤지 등 식습관에 집중하
여 살펴보려고 한다. 그뿐만 아니라 음식으로 내 마음을 녹여
주고 내 인생의 새로운 지평을 열어 준 그들, 건강 미인들과의
추억도 돌이켜 본다.

Index

2장

건강 미인의 비결

3장

건강 미인의 식습관

4장

건강 미인의 하루

1장   건강 미인의 조건

건강 미인의 손발은
따뜻하다

생강은 건강에 중요하다

인도에서는 생강을 신이 내린 선물이라 불렀고, 이슬람 경전 코란에서는 하늘로부터 받은 성스러운 영혼으로 여겼다. 대항해시대 유럽 사람들은 생강을 본국으로 가져갔다. 위대한 탐험가 바스쿠 다가마^{Vasco da Gama}는 생강을 부와 권력의 상징이라고 했다. 1파운드의 생강이 한 마리의 양과 맞먹을 만큼 비쌀 때도 있었기 때문이다. 또한 유럽에 페스트가 유행할 당시 생강을 많이 먹은 사람은 죽지 않았다. 지금도 한약재 70%에는 생강이 사용되고 있다. 생강은 이토록 건강에 중요하다.

내 몸은 원래 차가울까?

이제 막 걷기 시작한 아들을 둔 워킹 맘 H는 겨울이 되면 누군가와 악수하는 것이 두려웠다. 얼음장같이 차가운 손 때문이었다. 양말을 신지 않고는 잘 수도 없었다. 여름에도 에어컨 냉기 때문에 긴 소매의 옷을 입어야 했다. 기온이 낮을 때 손과 발이 차가워지는 것은 자연스러운 일이다. 그런데 H처럼 유독 손발이 차고 추위에 민감한 사람들이 있다. 손발뿐만 아니라 아랫배와 무릎에서도 냉기를 느낄 때가 있다. 특히 따뜻한 봄이나 한여름에도 일상생활에 불편함을 느낄 만큼 손발 시림을 호소하는 증상을 수족 냉증이라고 한다.

추위, 스트레스와 같은 외부 자극에 의해 혈관이 수축한다. 손과 발 같은 말초 부위에 혈액이 적게 공급된다. 수족 냉증의 원인은 몸속 혈액순환이 원활하지 않기 때문이다. 수족 냉증은 건강과 다이어트의 큰 적이다. 아무리 좋은 식사로 영양분을 섭취하더라도 혈액순환이 제대로 되지 않으면 몸이 차다.

몸이 차면 다이어트해도 좀처럼 지방이 연소하지 않는다. 수족 냉증을 개선하기 위해서는 무엇보다 혈액순환을 원활히 하는 것이 중요하다.

수족 냉증은 건강의 적이다

여기서 H의 평소 습관을 살펴보자. H는 늘 바빴다. 아이를 키우면서 직장생활을 했다. 밥도 먹을 수 있을 때 먹어야 했다. 한번 먹기 시작하면 과식했다. 과식을 하면 피가 위장으로 몰려간다. 섭취한 음식을 소화하고 흡수하기 위해서이다. 그러면 뇌, 심장, 근육 등으로 들어가는 혈액량이 줄어든다. 뇌, 심장, 근육은 체내에서 열을 많이 생산하는 곳이다. 이곳에 혈액 공급이 제대로 되지 않으면 어떻게 될까? 생산하는 열량이 줄어든다. 몸이 차가워진다.

그리고 H는 스트레스와 허한 마음을 달래기 위해 손에서 간식을 놓지 않았다. 어느 날 그 자리에서 커다란 쿠키 한 통을

다 비웠다. 그리고 또 다른 음식을 찾았다. 음식에는 먹어서 몸을 따뜻하게 하는 식품, 몸을 차갑게 하는 식품이 있다. 과자, 청량음료뿐만 아니라 간편해서 자주 먹는 인스턴트 음식, 냉동식품, 가공식품은 몸을 차갑게 하는 식품이다.

소화기관은 음식물을 흡수하여 에너지로 사용할 수 있는 장소이다. 소화기관은 음식을 섭취하는 양에 따라 신축성을 유지하고 수축한다. 소화기관이 효율적으로 늘어나고 수축해야 음식물을 효과적으로 처리할 수 있다. 영양소를 흡수할 수 있다. 잘못된 식습관, 스트레스 등이 장 탄력성에 영향을 줄 수 있다. 과식과 차가운 식품의 섭취로 장의 흡수 효율성이 떨어지면 기초 열량 공급이 줄어든다. 몸은 에너지 발산을 자제하기 위해서 손발에 있는 말초혈관을 수축시킨다. 결국 손과 발이 차가워지게 된다. 몸이 차가운 사람들은 대체로 장염, 변비, 설사와 같은 장애를 호소한다.

몸을 따뜻하게 만드는 생강 홍차

체온이 낮은 사람은 기초대사율이 낮다. 체내 발한 작용이 약하다. 수족냉증을 개선하기 위해서는 몸을 따뜻하게 하는 식습관이 중요하다. 그 이유는 우리 몸의 세포를 구성하는 것은 음식이기 때문이다. 몸을 따뜻하게 하는 최고의 음식은 생강이다. 생강은 신진대사를 촉진한다. 혈액 순환을 원활하게 하여 장기의 활동을 활발하게 한다. 생강은 손쉽게 구할 수 있다. 수프나 마시는 차에 넣어 먹으면 조리도 필요 없다.

H는 일상생활에서 생강을 활용할 수 있는 간편한 방법을 찾았다. 생강 홍차를 마시기로 한 것이다. 생강 홍차 만드는 법은 간단하다. 뜨거운 홍차에 생강과 꿀을 넣기만 하면 된다. 마시는 방법도 간편하다. 물을 마시듯 차를 마시듯 언제 어디서나 마실 수 있다. H는 기상 직후, 아침 식사 전, 자기 전, 목욕 직전에는 꼭 마셨다.

그런데 H는 홍차를 선택했을까? 홍차도 몸을 따뜻하게 하는 식품이기 때문이다. 생강과 홍차 몸을 따뜻하게 하는 두 식재료가 더해지니 냉증을 제거하는 효과도 강해졌다.

손발이 따끈따끈해지다

생강 홍차를 먹고 일주일 정도 지났을까? H는 하루 종일 체온이 올라간 상태에서 활동할 수 있었다. 손발이 따끈따끈해졌다. 몸이 따뜻해지니 덩달아 기분도 좋아졌다. 그뿐만 아니라 예전과 다르게 아침에 일어났을 때 컨디션이 좋았다. H는 생강 홍차를 마시고 난 후부터 장운동이 활발해졌다. 몸을 따뜻하게 하면 온몸의 장기가 활발하게 활동한다. 변비도 해소되었다. 주위 사람들이 안색이 좋아졌다고 했다. 피부도 깨끗해졌다. 생강 홍차를 마시면 얼굴에 혈색이 돌아온다. 얼굴 전체 생기가 넘친다. 몸이 따뜻해지면 몸 구석구석까지 혈액이 순환하기 때문이다.

몸도 가벼워졌다. 몸이 따뜻해져서 체온이 올라가면 대사가 좋아진다. 몸의 부기가 없어진다. 몸에 축적된 지방도 연소한다. 체내 대사가 좋아지면 섭취한 음식이 에너지로 전환된다. 지방이 잘 쌓이지 않는 몸이 된다. 다이어트를 위해 식사 제한이나 운동을 할 필요도 없다. H는 생강 홍차를 마시는 것만으로도 체중 감량을 할 수 있다니 신기했다. 많이 먹지 않는데 살이 안 빠진다고 하는 사람들의 공통점은 무엇일까? 대부분 몸이 차다. 몸이 찬 사람들은 체내 대사가 좋지 않다. 지방이 제대로 연소하지 않는다. 체내에 여분의 수분이나 노폐물이 쌓여 배출되지 않는다.

오늘 먹은 **따뜻한 음식이 내일의 따뜻한 몸**을 만든다

열은 최고의 약이다. 체온은 면역력과 관계가 있다. 체온이 단 1도만 떨어져도 면역력은 약 30% 감소하지만, 반대로 1도만 올리면 면역력이 5배까지 증가할 수 있다. 우리 몸은 생명을 유지하기 위해 항상 중심 체온을 유지하려고 한다. 몸이 차가

우면 신진대사가 나빠진다. 혈액 순환이 제대로 되지 않는다. 심장에서 가장 먼 손과 발은 더욱 차가워진다. 체내 쌓인 지방도 제대로 연소하지 않는다. 그래서 조금만 먹어도 살이 쉽게 찐다. 냉증은 만병의 근원이다. 만병을 치유하기 위해서는 몸을 따뜻하게 해야 한다. 먹는 일은 배를 채우기 위한 단순한 행위가 아니다. 체온과 관계가 있다. 몸을 따뜻하게 하는 식재료는 생강이다. 가성비 좋은 생강 홍차 한 잔으로 따뜻한 손발, 날씬한 몸, 장밋빛 피부 세 마리 토끼를 한 번에 잡아보면 어떨까?

생강 홍차를 마시는 건강 미인의 몸은 따뜻하다.

〔 따끈따끈 생강 홍차 〕

재료

생강(혹은 생강 분말), 홍차, 벌꿀

만드는 법

1. 생강은 껍질째 갈아서 즙을 낸다.
2. 끓인 물에 홍차를 우린다. 티백을 활용해도 좋다.
4. 생강즙 혹은 생강가루 양을 본인 입맛에 맞게 조절하여 홍차에 넣는다.
5. 벌꿀을 넣어 마신다.

잠깐!

생강홍차는 하루 3~6잔 정도 마신다. 기상 직후 생강홍차를 마시면 체온이 상승한다. 목욕 전에 생강홍차를 마시면 몸이 따뜻해진다. 몸에 땀이 나면 체내 남아도는 수분이나 노폐물이 원활하게 배출된다. 식사 전에 생강홍차를 마시면 과식을 방지할 수 있다. 생강홍차를 식사 후에 마시면 음식물의 소화, 흡수, 배출에 도움이 된다.

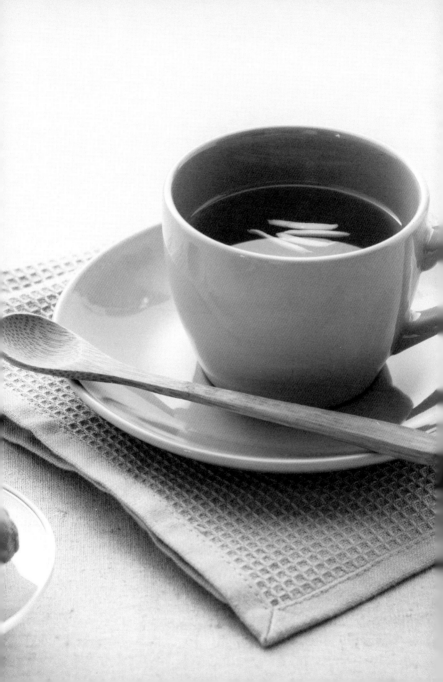

건강 미인은
꼬르륵 시계를 따른다

점심을 안 먹는다고?

코로나19 이후 3년 만의 도쿄 출장이다. N과 미팅을 마치고 나와 손목시계를 보니 시침과 분침이 일치해서 위쪽을 향하고 있다. '배고프지?'라고 배 시계에 확인할 필요도 없다. 속을 채워야 할 당연한 시간이다. N에게 점심 메뉴를 물었지만, N은 아무 생각이 없다고 했다. 나와 함께 먹기 싫은 걸까? 아니면 다른 약속이 있나? 괜히 서운한 마음이 들었다. 그런데 N은 1년 넘게 점심을 안 먹고 있다고 했다.

나는 재택근무를 시작한 뒤로 장 건강이 나빠져 장 건강을 회복하는 과정에서 하루 한 끼 식사로 바꿨다. 선택한 한 끼는 점심이었다. 나처럼 건강과 다이어트를 위해 저녁을 건너뛰는 사람은 많다. 그러나 점심을 안 먹는 건 정말 드문 일이다. 도대체 어떻게 된 것일까?

N은 주 5일, 8시간 풀타임으로 근무하는 직장 여성이다. 그리고 N은 업무상 외근이 많다. 활동량도 많다. 그러고 보니 예전에는 통통에 가까웠던 그녀의 몸이 날렵하고 슬림해진 느낌이다. 성형은 아닌 것 같은데 눈도 커지고 코도 오똑해진 것 같다. 숨어 있던 이목구비가 드러난 모습이다. 안색도 맑아지고 표정도 밝아진 느낌이다.

"너 점심 안 먹는다고 하지 않았어?"
"정말 배고플 때는 집에서 가져 온 주먹밥을 먹어."

그다음 날이었을까? 점심 거절의 서운함이 가기도 전에 휴게실 투명한 유리창 사이로 N이 보였다. 뭔가 먹고 있었다. 그럼 그렇지! N이 얼마나 먹는 걸 좋아했는데, 나는 미소 지으며 그녀에게 슬쩍 다가갔다.

그녀는 정말 배고플 때만 집에서 만들어 온 주먹밥을 먹는다고 한다. 그녀는 아침에 주먹밥을 두 개 만든다. 주먹밥을 랩에 싸서 도시락 통에 넣는다. 일을 하다가 배가 고파 견딜 수 없을 때 하나 먹는다. 그러다가 배가 또 고파지면 나머지 한 개를 먹는다. 배에서 꼬르륵 소리가 나지 않으면 집에 갈 때까지 참는다. 주먹밥 두 개를 그대로 집에 들고 올 때도 있다.

'꼬르륵, 꼬르륵.'
한 번쯤은 배에서 나는 꼬르륵 소리를 들어본 적이 있을 것이다. 꼬르륵 소리는 몸에 영양이 필요하다는 알람이다. 또한 식사를 알리는 신호이다. 그때 음식을 먹어야 한다. 1년 전까지만 해도 N은 배가 고프기 전부터 무언가를 입에 집어넣었다. 배고픔과 상관없이 시계가 가리키는 대로 먹었다. 어디를 가도 먹을 것이 넘쳐났다. 그녀는 배고프지 않아도 습관적으로 먹었다. 늘 속이 더부룩했고 후회했다. 위장 속 음식은 바로 연소하지 않는다. 음식물은 소화·흡수된 후 글리코겐이나 지방으로 축적된다. 필요한 양만큼 분해된 후에야 비로소 연소한다.

N은 긴장 상태로 일을 할 때는 음식물을 제대로 소화하지 못했다. 컨디션이 좋지 않은 날이 계속되자, N은 결심했다. 배가 고프지 않을 때는 과감히 식사를 생략하기로 했다. 저녁 퇴근 후 배에서 꼬르륵 소리가 나면 식사했다. 꼬르륵 소리에 집중하며 N은 깨달았다. 배에서 꼬르륵 소리가 나야 진짜 배가 고픈 것이다. 돌이켜보니 그동안 배에서 꼬르륵 소리를 들은 적이 별로 없었다. 그저 눈앞에 먹을거리가 있으니 습관적으로 먹었던 것이다.

배가 고프지 않은데 습관적으로 음식을 먹으면 몸은 어떻게 될까? 음식물을 장기가 소화하려면 오랜 시간이 걸린다. 처리할 수 있는 양을 초과해서 음식물이 들어오면 내장은 쉼 없이 일해야 한다. 그러면 내장 기능이 떨어지고 영양소를 제대로 흡수하지 못한다. 소비하는 에너지보다 많이 먹으면 그만큼 지방이 증가한다. 체중이 늘어난다. 과도한 지방은 만성염증을 유발한다.

공복의 최고 효과는 디톡스이다

공복감은 일종의 위기 상태이다. 공복을 느끼면 생명유지 시스템이 작동해 면역력과 배독력이 좋아지고 면역세포가 증가한다. 신진대사가 활발해지면 생명 기능이 더 좋아진다. 공복의 최고 효과는 해독이다. 몸에 쌓인 나쁜 물질을 분해하고 배출한다. 내장이 충분히 쉬면 혈당치가 서서히 내려간다. 간에 저장된 당이 소진되면 지방이 분해되어 에너지로 쓰인다.

배에서 꼬르륵 소리가 나면 시르투인 유전자가 나타난다. 시르투인 유전자는 장수 유전자로 불린다. 손상된 세포를 회복시킨다. 꼬르륵 소리를 들을수록 몸속에서는 생명력이 강화된다. 우리 몸의 소리에 귀를 기울여 보자. 먹고 싶지 않을 때는 위장을 쉬게 하자. 배에서 꼬르륵 소리가 나면 그때 맛있게 먹자.

아예 안 먹는 것은 좋지 않다

사람마다 체질이 다르기 때문에 공복을 모든 사람에게 추천할수는 없다. 아예 안 먹으면 안 된다. 노화와 수명을 조절하는 유전자를 활성화하기 위해서는 일정 시간 속을 비우고 적게 먹을 필요가 있다. 아예 안 먹는 것은 건강에 좋지 않다.

또한 지방이 연소하려면 근육이 필요한데, 단백질을 충분히 섭취하지 않으면 근육을 유지하기 어렵다. 이렇게 되면 지방이 연소하지 않는 체질이 되어 살이 쉽게 찐다. 건강한 몸이란 지방이 쌓이지 않고 연소가 잘 되는 몸이다. 적어도 한 끼에 손바닥 분량의 단백질과 두 배 분량의 곡류와 채소, 소량의 좋은 지방을 섭취하는 것이 좋다.

N은 공복이 힘든 사람도 소식할 수 있는 방법을 추천했다. 한 끼 식사로 밥과 함께 국 한 그릇, 반찬 한 그릇 먹기 식사법이다. 요령은 작은 식기로 식사하는 것이다. 한 끼도 굶지 말고 이 방식으로 하루 세 번을 먹는다. 이것만으로 식사량이 많이 줄어든다. 조금만 먹어도 배가 부르다고 느낀다.

건강과 다이어트를 위해 공복의 힘을 활용하자

공복은 우리 몸을 크게 변화 시킨다. 몸에 오랜 시간 음식이 들어오지 않으면 대사가 변한다. 일반적으로 음식을 섭취하면 에너지 생산이 이루어진다. 공복 상태에서는 지방을 사용하는 대사로 변화한다. 이 과정을 통해 우리 몸은 지방을 태운다. 에너지를 얻는다. 공복이 신진대사를 활성화한다. 체중 감량과 혈당 관리에도 도움을 준다.

공복의 힘을 잘 활용하면 몸속 잠재력을 최대한 발휘 할 수 있다. 꼬르륵 소리가 부르는 생명 유전자의 효과를 믿고 공복을 즐겨보면 어떨까? 꼬르륵 한 번 들리면 내장 지방이 연소한다. 꼬르륵, 꼬르륵 두 번 들리면 혈관이 젊어진다. 배에서 꼬르륵 소리가 난다면? N의 꼬르륵 주먹밥으로 허기를 채워보자. 영양이 가득한 재료를 한데 모아 만든 꼬르륵 주먹밥 하나만으로도 신체에 필요한 다양한 영양소를 충분히 섭취할 수 있다.

건강 미인은 꼬르륵 시계를 따른다.

〔 꼬르륵 주먹밥 〕

재료

현미밥, 잔멸치, 잔새우, 깨, 김

만드는 법

1. 팬에 잔멸치, 잔새우, 깨를 살짝 볶는다.
2. 현미밥에 잔멸치, 잔새우, 깨를 넣고 김을 잘라 넣어 잘 섞는다.
3. 2를 둥글게 뭉쳐 랩으로 싼다.

- 매실 장아찌나 다시마를 더하면 소화와 변비에 좋다.

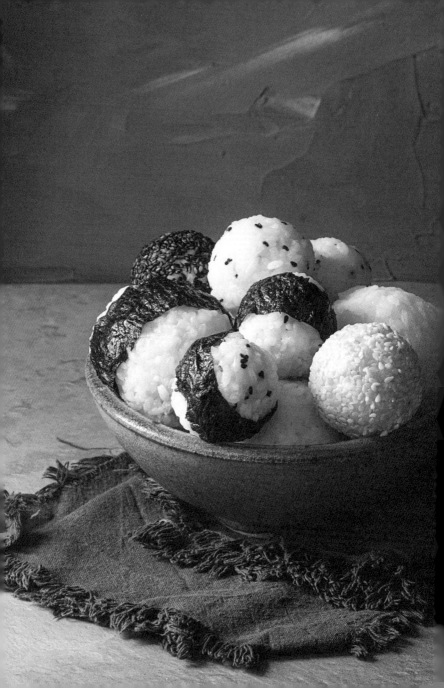

건강 미인은
장 디톡스한다

클레오파트라 미모의 비결은?

고대 이집트의 여왕 클레오파트라는 아름다운 사람으로 유명하다. 클레오파트라 연구가인 에스테레 엘런에 의하면 그녀는 콩과 식물인 센나의 잎을 말려 정기적으로 복용하며 장을 항상 깨끗이 청소했다고 한다. 그래서 아름다운 피부를 유지할 수 있었다.

독소는 장과 밀접한 관련이 있다. 장은 음식물이 분해, 흡수,

배출되는 최종 장소다. 장이 건강하면 소화와 해독 작용이 잘 이루어지며 필요 없는 찌꺼기를 효과적으로 배출한다. 반대로 장의 기능이 떨어지면 음식물을 제대로 분해하지 못해 찌꺼기가 쌓이고, 독소가 장벽을 뚫고 혈관과 림프를 통해 전신으로 퍼지게 된다. 이로 인해 염증이 생기고, 변비, 설사, 소화불량, 두통, 어깨 결림, 불면증, 피부 질환 등이 나타난다. 이는 몸속 독소 제거가 필요하다는 신호다.

장 건강이 나쁘면 우리 몸에 필요한 영양소를 제대로 흡수하지 못한다. 평소 잔병치레를 많이 하는 사람들은 장 디톡스부터 해야 한다. 몸속 독소를 배출할 필요가 있다. 디톡스Detox 는 없앤다는 의미인 디de와 독이라는 뜻인 톡스tox가 결합한 단어이다. 무엇인가를 배출하거나 제거하는 의미이다. 디톡스는 무려 2500년 전 히포크라테스 시대부터 존재했던 건강법으로 최근에도 건강 다이어트의 방법으로 널리 활용되고 있다.

독소는 장 오염의 증거이다

20대까지만 해도 S는 늘 날씬한 몸을 유지했다. 생활도 대체로 규칙적이었다. 30대에 들어선 S는 쇼핑몰 사업을 시작했다. 혼자 많은 일을 감당해야 했다. 스트레스를 달고 살았다. 불규칙한 식습관 탓일까? 언제부터인지 살이 찌고 붓고 나른한 불쾌감을 느꼈다. 아침마다 얼굴이 퉁퉁 부었다. 늘 몸이 무겁고 피곤했다. 아침과 저녁 체중이 1kg 넘게 차이가 났다. 언제부터인가 눈 밑 기미가 거뭇거뭇 보이기 시작했다. 오랫동안 미루다 병원을 찾았다. 찌고 붓고 나른한 불쾌감은 장 오염의 증거였다.

장 노폐물이 제대로 배출되지 않으면 독소가 온몸을 휘젓고 다닌다. 독소가 피부로 흘러가면 피부 질환의 원인이 된다. 혈류를 타고 머리로 흘러가면 탈모의 원인이 된다. 장이 오염되면 혈액순환에 문제가 생긴다. 혈액순환에 문제가 생기면 몸이 차가워진다. 몸이 차가워지면 체내 노폐물이 원활하게 배출되지 않는다. 배변에도 문제가 생긴다. 이런 상황이 계속되면 어떻게 될까? 독소가 온몸 곳곳으로 퍼지게 된다. S는 더이상 미룰 수 없다고 생각했다.

장 디톡스의 시작은 배변이다. 대변의 주재료는 죽은 장내 세포와 음식물의 가스이다. 대변의 양, 형태, 색, 냄새를 관찰하면 장 상태를 추측할 수 있다. 장이 건강한 사람의 대변 색은 황색이다. 바나나 모양의 1~2덩이 정도이다. 악취가 나지 않는다. 섬유질이 부족하면 변이 아주 단단하고 검고 가늘다. 배변량의 감소는 장내 환경이 나빠졌다는 신호이다. 장내 세균의 균형이 무너진 장은 점점 상태가 나빠진다. 장 세포가 노화하면 대장의 연동 운동이 둔화한다. 변비가 생기기 쉽다. 변비를 해소하고 배변을 촉진하려면 철저한 식습관을 통한 장 디톡스가 필요하다.

그쯤 해서 S는 친구들과 함께 여행을 갔다. 멤버 중에는 초 동안 얼굴에 몸매가 날씬한 친구가 있었다. 그녀는 식사 후에 매번 대변을 보았다. 잠들기 전에도 화장실에 갔다. 변을 많이 보는 사람 중에는 비만이 없다. 배변이 원활하면 체내 노폐물을 많이 배출한다. 건강한 다이어트를 위한 필수조건이다.

장 디톡스는 어떻게 할 수 있을까?

S는 배변을 촉진하기 위해 식이섬유를 충분히 섭취했다. 장내 유익균을 늘렸다. 식이섬유는 유익균이 살기 쉬운 장내 환경을 만든다. 면역력도 높일 수 있다. 식이섬유에는 수용성 식이섬유와 불용성 식이섬유가 있다. 곡류, 견과류는 불용성 식이섬유이다. S는 물에 녹지 않는 불용성 식이 섬유인 우엉을 차로 우려내어 자주 마셨다. 불용성 식이섬유는 장운동을 촉진하여 변비를 예방한다. 매끼 식사에 미역, 다시마 등 수용성 식이섬유를 섭취했다. 수용성 식이섬유는 변이 부드럽게 배출되도록 도와준다.

S는 레몬 디톡스도 했다. 레몬 1개를 여러 장으로 슬라이스 했다. 생수가 담긴 물통에 넣었다. 이 레몬수를 생각날 때마다 마셨다. 첫날에는 얼굴선이 약간 갸름해졌다. 손발의 부기도 빠졌다. 복부에서는 자주 꼬르륵 소리가 들렸다. 화장실을 자주 들락날락했다. 다음날에는 미열과 두통이 발생했다. 마지막 날에는 정말 시원한 배변을 했다. 며칠간 공복을 유지했기 때문에 속이 비었다. 그런데도 변이 나왔다. 신기했다. 약 2kg 체중이 줄어들었다. 변비가 개선되자 몸이 날아갈 듯 가벼워졌다. 마음도 가벼워졌다.

옛날에는 영양 부족에 의한 병이 많았다. 그런데 요즘은 어떤가? 너무 잘 먹어서 병이 난다. 영양과잉이 되면 노폐물의 양도 많아진다. 장시간 배 속에 아무것도 넣지 않으면 장은 활발하게 활동한다. 건강을 위해서는 몸을 비울 필요가 있다. 몸 청소의 기본은 장에 쌓여 있는 독소와 유해균을 없애는 것이다. 장을 비우는 방법의 하나가 바로 단식이다. S는 아침을 건너뛰는 아침 단식부터 시작했다. S는 아침 단식을 시작하고 몸이 점점 살아남을 느꼈다. 피부가 윤이 나고 깨끗해졌다. 얼굴의 기미가 옅어졌다. 미각들이 살아났다. 단식을 하면 참선이나 명상하는 등 마음의 평안이 얻어질 때 나타나는 뇌파가 출현한다. 단식은 스트레스를 해소하는 데 큰 도움이 되었다.

장 디톡스가 아름다움의 비결이다

동물은 병이 들면 먼저 먹는 것을 멈춘다. 음식물을 소화 흡수하기 위해서는 많은 에너지가 필요하기 때문이다. 굴속에 누워 조용히 회복을 기다린다. 우리가 질병에 걸리는 이유는 무엇일까? 운동은 거의 하지 않으면서 많이 먹기 때문이 아닐까? S는 스트레스를 받거나 화가 날 때는 적게 먹는다. 예민해질 때는 아예 단식에 들어간다. 스트레스를 받거나 화가 났을 때 음식을 섭취하면 체하기 쉽다. 먹는 속도도 빨라지기 때문에 위장에 부담을 줄 수 있다. 반나절 단식 아침 단식만 해도 몸이 훨씬 더 가볍고 상쾌해진다.

아무리 값비싼 화장품을 사용해도 장내 환경이 좋지 않으면 아무런 소용이 없다. 매일 시원하게 배변하는 것뿐만 아니라 간헐적인 단식을 통해 장내 환경을 정리하는 것은 건강한 몸을 위한 효과적인 방법이다. 장은 체내 면역 컨트롤 타워이다. 면역세포의 약 70%가 장에 있다. 몸 안의 노폐물 대부분은 장을 거쳐 배출된다. 장의 면역 기능은 장내 미생물의 디톡스 능력에서 비롯된다. 컨디션이 안 좋다 싶을 때는 장 디톡스부터 시작해 보자. 장 디톡스하면 몸속 독소를 배출 할 수 있다. 클레오파트라처럼 아름다워지고 싶다면? 장 청소부터 시작하자.

건강 미인은 정기적으로 장을 디톡스한다.

(올리브오일 마시기)

다이어트를 위해 오일 섭취를 줄이면 어떻게 될까? 오히려 변비가 생
길 수 있다. 오일은, 제대로 섭취하면 장이 깨끗해지고 피부도 깨끗해
진다. 몸 안팎 모두 건강하고 아름다워진다. 그런데 장에 음식물이 있
으면 오일도 함께 소화 흡수되어버린다. 변비를 개선하고 싶다면 공복
에 1~2 큰 술, 오일만 마시는 것이 좋다.

어떤 오일을 마셔야 좋을까? 그 답으로 구하기 쉬운 올리브오일을 추
천한다. 생으로 마시기에는 과실을 통째로 짜낸 엑스트라 버진 오일이
좋다.

올리브오일은 세계 5대 장수 식품이다. 의학의 아버지 히포크라테스
는 올리브오일을 '위대한 치료제'라고 부를 정도로 그 효능을 높이 평
가했다. 또한 올리브오일은 장수식단으로 유명한 지중해 식단의 상징
과도 같다. 올리브오일에 포함된 폴리페놀은 항산화 작용으로 피부미

용에 좋다. 또한 올리브오일은 불포화 지방산인 올레산을 70% 이상 함유하고 있다. 올레산은 열에 강하고 쉽게 산화되지 않는다.

공복에 마시는 올리브오일은 대장의 윤활유이다. 자연스러운 배변을 유도하여 피부와 몸 안을 깨끗하고 부드럽게 한다. 변비를 개선하고 싶다면 매일 아침 올리브오일 한 스푼 어떨까? 아침 식사 전에 올리브오일을 섭취하면 식물성 불포화지방산이 장운동을 활발하게 할 것이다. 당연히 배변활동에 좋다. 많은 양을 섭취하면 체중이 증가할 수 있으므로 적절한 양을 섭취해야 한다.

올리브오일만 마시기 힘들 때는 토마토 주스에 넣어 마시자. 올리브오일은 토마토의 항산화 성분인 라이코펜과 베타카로틴의 체내 흡수를 돕는다.

동안 미인의
몸시계는 느리다

'왜 늙을까?'

우리는 태어난 순간부터 늙기 시작한다. 나이가 들어도 유달리 젊어 보이는 사람이 있다. 세월의 직격탄을 맞은 듯 늙어 보이는 사람도 있다. 같은 나이라도 어떤 사람은 젊어 보이고 어떤 사람은 늙어 보일까?

더니든Dunedin 연구는 1972~1973년에 뉴질랜드 더니든에서 태어난 1,000여 명의 성장 과정을 추적 관찰하는 초장기 의학

프로젝트이다. 많은 과학자가 다양한 주제로 이 데이터를 분석해 발표했는데, 그중 참여자들이 38세가 되던 해 발표된 결과가 놀랍다. 개인의 실제 나이와 생물학적 나이에 큰 차이가 있었다. 똑같은 나이라고 해도 노화 진행 정도에 따라 생물학적 나이는 30년 이상 차이가 났다. 같은 동네에서 태어나고 자란 또래인데 노화 시계가 사람마다 다르게 움직이는 이유는 무엇일까?

AGEs는 질병과 노화의 주범이다

포도당과 산소는 우리가 살아가는 데 꼭 필요하다. 그런데 아이러니하게도 포도당과 산소가 노화의 원인이 된다. 포도당과 산소가 결합하면 물과 이산화탄소 에너지가 생성된다. 이 과정에서 포도당이 원인인 당화, 산소가 원인인 산화 작용이 일어난다. 껍질 벗긴 사과를 방치하면 표면이 갈색으로 변하듯 몸이 녹스는 상태를 산화라고 한다. 핫케이크를 만든다고 상상 해 보자. 재료 계란과 우유 등의 단백질과 밀가루, 설탕류

당이 프라이팬 위에서 만나면 노릇노릇해지는 것과 같이 몸이 탄 상태를 당화라고 한다. 단백질과 당이 결합하여 단백질이 변성되는 현상이다.

당화 결과로 생성된 물질을 AGEs(당 독소)라고 한다. AGEs는 노화와 온갖 질병의 원인이 된다. 우리 몸은 수분을 제외하고 거의 단백질과 지질로 이루어져 있다. AGEs는 단백질이나 지질이 포도당과 결합해 생기는 물질이다. 그래서 포도당이 남아도는 것은 좋지 않다. AGEs는 피부 노화뿐만 아니라 혈관 문제, 근육 손실과도 관련이 있다. 당뇨병 환자의 몸에 쌓인 AGEs는 혈관 벽을 약화한다. 알츠하이머 환자의 뇌에는 AGEs가 잔뜩 쌓여 있다.

왜이리 칙칙해졌지?

U는 어려서부터 외모에 자신이 있었다. 특히 아기처럼 뽀얀 피부와 찰랑이는 긴 생머리는 그녀의 트레이드 마크였다. 그

런데 언제부터인지 계속 나이 들어 보인다는 소리를 들었다. 스트레스가 심했다. 가끔 피부의 변화를 느낀 적은 있었다. 그런데 그런 이야기를 계속 듣고 나니 거울 보기가 무서워졌다. 피부는 콜라겐이 많은 곳이다. 콜라겐은 실 같은 섬유로 이루어져 있다. 그 섬유가 늘어났다 줄어 들었다 하면서 피부 탄력이 유지된다. 그런데 이 콜라겐에 AGEs가 들러붙으면 자유롭게 움직일 수 없다. 피부가 탄력을 잃고 주름이 생긴다.

일반적으로 노화나 자외선의 영향으로 피부가 탄력을 잃고 처진다고 생각했다. 그런데 최신 연구에서는 AGEs 때문에 콜라겐이 딱딱해진다는 사실이 밝혀졌다. 자외선에 노출되면 피부 표면에 멜라닌이 생성된다. 우리 몸의 신진대사가 제대로 이루어지면 멜라닌은 몸 밖으로 배출된다. 기미가 생기지 않는다. 자외선을 많이 쬐거나 체내 신진대사가 원활하게 일어나지 않으면 우리 몸에 멜라닌이 축적된다. 기미가 생긴다. 피부 콜라겐에 AGEs가 쌓이면 안색이 누렇게 된다.

강한 독성을 가진 AGEs는 노화에 심각한 영향을 미친다. AGEs가 축적되는 이유는 무엇일까? 먼저 AGEs 고함량 음식의 섭취이다. 탄산음료, 통조림 등에 들어있는 액상과당은 포도당보다 몇 배 더 빠른 속도로 단백질과 결합한다. 라면과 김밥 등 탄수화물을 중복해서 먹으면 혈당치가 급격하게 상승한다. 그러면 혈관이 손상되어 염증이 생긴다. 또한 탄수화물을 많이 섭취해 고혈당 상태가 지속되면 체내 포도당이 남아돈다. 이 때 단백질과 당이 결합하여 몸속에 AGEs를 많이 생성한다.

노화에 맞서는 식습관은?

생물학적 나이와 관계없이 우리가 먹는 음식이 노화의 원인이 된다면? 늙지 않는 식습관을 가지는 것이 중요하다. 탄수화물을 과잉으로 섭취하지 않는다. 그래서 남아도는 포도당으로 AGEs를 생성시키지 않아야 한다. AGEs가 많이 함유된 음식이나 조리법은 피하는 것이 좋다. U가 실천한 노화에 맞서는 식사법을 들여다보자.

필리핀 해역에서 부화한 민물장어가 몇천 킬로미터 떨어진 한반도 부근까지 올라올 수 있는 이유는 무엇일까? 카르노신이 활성 산소를 제거해 주기 때문이다. 장어, 닭고기 등의 근육에는 천연 항산화물 카르노신이 들어 있다. 연어에는 젊음의 묘약 비타민 E가 많이 들어 있다. DHA와 EPA가 풍부해 동맥경화에도 좋다. 신선한 엑스트라 버진 올리브오일은 항산화 및 나쁜 콜레스테롤 수치를 줄이는 효과가 있다. 또 피부 세포막이 손상을 막는다. 피부노화를 지연시킨다. B1과 B6는 AGEs 생성을 억제한다. B1이 풍부한 식품으로는 돼지고기, 현미, 콩 등이 있다. B6가 풍부한 식품으로는 견과류, 채소, 바나나, 마늘 등이 있다.

혈당치가 높아지면 혈관 안쪽에 있는 내피세포는 활성산소를 대량으로 만든다. 염증을 일으키는 원인이 된다. 시금치나 토마토, 당근, 브로콜리 등의 채소에 많이 들어 항산화 물질 피토케미컬은 AGEs 형성을 억제한다. 폴리페놀은 강력한 항산화물질이다. AGEs 형성을 억제한다. 콩에는 이소플라본이 많이 함유되어 있다. 블루베리에는 안토시아닌 폴리페놀이 많이 함유되어 있다. 홍차의 타닌도 강력한 폴리페놀이다. 초콜릿에는 카카오 폴리페놀이 풍부하게 들어있다.

AGEs 생성을 최소화하기 위해서는 데치기, 찌기, 삶기 등의 조리법이 좋다. AGEs는 가열 온도가 높을수록, 조리 시간이 길어질수록 증가한다. U는 식사를 준비할 때 굽거나 튀기는 등 고온으로 조리하는 방법은 피했다. 레몬은 AGEs를 억제해 준다. 식재료를 굽기 전에 레몬즙이나 식초에 재우면 AGEs 양을 줄일 수 있다. 요리할 때 는 후추, 강황, 파프리카, 커민, 칠리 파우더, 계피 등의 향신료를 사용하면 AGEs 생성을 억제할 수 있다.

피부 노화는 전신 노화의 시작이다

피부의 변화를 느낀 적이 있는가? 거울보기가 무서워졌는가? 몸속에 AGEs 가 축적되었을지 모른다. 피부 노화는 몸의 노화가 겉으로 드러난 것이다. 피부색이 칙칙해지는 것은 내 몸속 장기 활동에 문제가 있다는 증거일지도 모른다. 내가 선택해서 먹은 음식이 내 몸에 반영된다. 피부는 과거에 먹은 음식, 현재에 먹은 음식의 결과이다. 자기 피부 상태와 몸 상태를 잘 파악하자. 자기 몸에 무엇이 필요한지 이해하고 몸에 맞는 식습관을 실천하자. 노화를 피할 수는 없다. 젊음을 오랜 시간 유지하면서 매력적으로 늙어가고 싶다면 먹는 것부터 신경을 쓰자.

[하루 한 알의 아몬드]

캘리포니아는 세계 최대의 아몬드 생산지이다. 이 지역 아몬드 농장 사람들의 피부는 탱탱하고 매끈하다. 실제 나이보다 20살 정도 젊게 보인다. 이들의 매일 피부가 강한 햇빛에 노출되었고 관리도 하지 않았다. 식사도 특별하지 않다. 매일 20알 정도의 아몬드를 먹을 뿐이었다.

아몬드에는 노화를 방지하는 효과가 있다. 그래서 우리 몸의 산화와 당화를 늦추어 세포를 건강하게 한다. 아몬드에 함유된 비타민 E는 강력한 항산화 작용을 한다. 활성 산소를 제거해주는 또 다른 항산화 물질인 폴리페놀도 풍부하다. 그래서 아름다운 피부를 만든다. 게다가 올레산이라 불리는 불포화 지방산도 함유되어 있다. 올레산은 혈당치의 상승을 완만하게 만들어 노화의 주범인 AGEs의 생성을 억제한다.

아몬드에는 성장 호르몬의 분비를 촉진하는 아르기닌도 함유되어 있다. 체내 성장 호르몬이 분비되면 신진대사가 좋아진다. 피부결이 좋아지고 촉촉해진다. 미네랄은 몸의 대사와 생리작용에 필수이다. 아몬드에도 이 미네랄이 함유되어 있다. 마지막으로 비오틴이 풍부하여 아토피성 피부염 치료에도 좋다. 비오틴은 피부의 염증과 가려움의 원인인 히스타민이 만들어지지 않도록 억제한다.

하루 20알씩 아몬드를 먹어보면 어떨까? 아몬드를 섭취하면 값비싼 화장품을 사용하지 않아도 된다. 탄력 있고 투명한 피부 때문에 거울 보는 게 즐거워질 것이다.

잠깐!

아몬드는 고지방식품이기 때문에 과도하게 섭취하면 체중이 증가할 수 있다. 또한 알레르기가 있는 경우도 주의해야 한다. 하루 권장 섭취량은 20~30개 정도이다.

건강 미인은
100번 씹어 먹는다

여왕벌이 하루에 알을 2,000개씩 낳는 이유

음식을 오래 꼭꼭 씹으면 귀밑샘에서 침샘 호르몬인 파로틴의 분비가 활성화된다. 노화를 방지하는 호르몬이다. 그래서 천천히 씹으면 젊음을 유지할 수 있다. 여왕벌을 기르는 로열젤리에도 파로틴과 같은 성분이 들어 있다. 여왕벌이 경이로운 생명력을 가지고 하루에 알을 2,000개씩 낳는 것도 파로틴 덕분이다. 파로틴은 혈관의 신축성을 높인다. 세균과 싸우는 백혈구를 증가 시킨다. 뼈와 치아를 튼튼하게 만든다. 피부 대사를 활발하게 하여 기미와 주름을 방지해 준다.

장 건강을 위해 마크로비오틱* 자연 요리 교실에 다닌 적이
있다. 요리 교실 첫 시간 선생님은 천천히 오래 씹기를 강조했
다. 100번 정도 천천히 오래 씹으면 음식물의 소화 흡수가 좋
아진다. 비싼 화장품이나 특별한 관리 없이도 피부가 투명하
고 예뻐진다니 솔깃했다. 그날 저녁을 먹으면서 몇 번이나 씹
고 있는지 확인해 보았다. 셀 겨를도 없었다. 몇 번 씹지도 않
고 넘기고 있었다.

"아직 씹고 있어요?"
그쯤 해서 졸업 이후 한 번도 만난 적이 없는 고등학교 선배 B
를 동네에서 만났다. 첫눈에 맑고 깨끗한 피부가 들어왔다. 옛
날부터 후배들을 잘 도와주던 친절한 그녀였다. 선하게 살아

*   통곡물과 제철 채소를 중심으로 자연과 조화를 이루며 음양의 균형을 맞춘
           식습관으로 건강을 유지하는 식사법.

온 삶의 흔적이 피부에 그대로 드러나는구나 하고 생각했다. 어느 날 그녀와 점심을 먹었다. 수다를 떨며 먹다 보니 어느새 내 그릇은 바닥을 보였다. 수저를 내려놓으면서 선배의 그릇을 보았다. 음식이 반이나 남아 있었다. 그녀는 여전히 씹고 있었다. 꼭꼭 씹어서 천천히 먹고 있었다. 답답할 정도였다. B는 100번까지는 아니었지만 30회 정도는 씹는 거 같았다. 천천히 오래 씹어서 피부가 좋은 것일까?

소화가 진행되는 첫 번째 장소는 입이다. 입에서 음식이 잘 분해되어야 소화효소가 작용한다. 위장에 부담을 주지 않는다. 오래 씹으면 씹을수록 침도 많이 나온다. 소화도 잘된다. 천천히 오래 씹어야 식재료가 가지고 있는 고유한 향과 맛을 충분히 느낄 수 있다. 체내에서 분해도 잘 된다. 포만감도 제대로 느낄 수 있다. 처음에는 턱이 아프거나 잘 씹을 수 없을지도 모른다. 그러나 횟수를 거듭하면서 쾌적함을 느낄 수 있다.

성격이 급한 편인가 봐요?

첫 데이트에 B의 남편이 말했다. 그녀는 순간 긴장했다. 데이트 첫날 그런 이야기를 듣자 부끄러워졌다. 언제부터인지 자신의 먹는 속도가 남들보다 빠르다는 걸 알게 되었다. 소화불량을 달고 살았다. 그러면서도 차일피일 미루면서 식습관을 개선하지 못한 게 후회스러웠다. 그녀는 그날을 계기로 천천히 먹는 식습관을 가지기로 했다.

스트레스를 받으면 먹는 속도가 빨라지는 사람들이 있다. 빨리 먹는 사람들의 특징은 무엇일까? 대부분 제대로 씹지 않는다. 씹지 않고 넘기면 어떻게 될까? 위와 장에 부담을 준다. 빨리 먹으면 포만감을 늦게 느낀다. 음식을 빨리 먹는 사람은 과식하는 경향이 있다. 필요한 만큼 먹어도 배가 부르지 않다. 계속 먹는다. 과식하면 췌장은 급상승한 혈당을 낮추기 위해 대량의 인슐린을 만들어 내야 한다. 혈당 조절이 어려워진다. 빨리 먹으면 당뇨병, 심장병, 뇌졸중 등의 위험을 높이는 대사

증후군 발병 확률도 높다. 일본 한 대학의 연구에서는 빨리 먹는 사람이 빨리 먹지 않는 사람에 비해 비만율이 4.4배나 높았다.

잘 씹으면 건강해진다

천천히 오래 씹는 행동은 뇌 기능을 활성화하는 데 도움을 준다. 씹는 과정에서 뇌 속에는 신경세포의 성장을 촉진하는 호르몬이 분비된다. 성장기 아이들이 잘 씹어 먹으면 뇌 기능 발달에 좋다. 성인들도 잘 씹으면 신경활동이 활발해져 일 능률이 향상된다. 고령자도 마찬가지이다. 잘 씹으면 뇌가 자극되고 젊어져서 치매에 걸릴 확률이 낮아진다.

또한, 천천히 잘 씹는 습관은 면역력 향상에도 기여한다. 음식물을 씹을 때 나오는 타액에 면역 관련 물질이 들어있기 때문이다. 이 효소는 동맥경화, 당뇨병 등 생활 습관병도 예방한다. 씹는 행위는 부교감 신경을 자극한다. 부교감 신경이 활성화되면 백혈구의 일종인 림프구가 증가한다.

B가 실천한 천천히 오래 씹기 팁

주식을 백미에서 현미로 바꾸었다. 통곡물인 현미밥은 흰쌀밥처럼 부드럽지 않다. 꼭꼭 씹어야 한다. 식사 시간이 오래 걸릴 수밖에 없다. 약 20분 동안 꼭꼭 씹어 먹는다. 음식을 씹어서 침이 분비되면 침 속에 들어 있는 소화 효소가 소화를 돕는다. 그러자 포만감을 빨리 느꼈다. 소량을 먹게 되었다. 먹는 순서도 중요하다. 처음에는 생양배추 등 샐러드를 먹었다. 그 다음에 반찬을 먹고 현미밥을 먹었다. 반찬으로 섬유질이 풍부한 채소를 많이 먹으니 오랫동안 씹을 수 있었다.

식사를 할 때는 밥 따로 국 따로 먹는다. 국에 밥을 말아 먹지 않는다. 말아서 마시듯 하면 잘 씹지 않는다. 과식으로도 연결된다. 숟가락 보다는 젓가락을 사용했다. 젓가락은 한꺼번에 많은 양을 먹을 수 없다. 천천히 먹을 수 있다. 스마트 폰을 보면서 혼자 식사하면 빨리 먹게 된다. 가능한 한 가족과 천천히 대화하며 식사했다.

천천히 씹고 먹는 것에 집중하면 마음이 가라앉는다. B는 오래 씹기 습관으로 스트레스가 줄어들었다. 행복 호르몬으로 불리는 세로토닌은 씹기만 해도 분비된다. 식탐도 없어졌다. 씹는 것만으로도 마음이 편안해지고 안정되었다.

천천히 씹으면 씹을수록 건강하고 예뻐진다

예쁘고 매력적인 얼굴이란 어떤 얼굴일까? 표정이 풍부한 얼굴이다. 좌우의 치아로 균형 있게 씹으면 안면 근육이 이완된다. 부드러운 인상이 된다. 아무리 예쁜 옷을 입고 화장에 신경을 써도 매너가 좋지 못하면 아름답게 보이지 않는다. 최근 빨리 먹는 사람이 많다. 빨리 먹는 습관은 건강은 물론 품격도 떨어뜨린다. 씹는 행위는 인간이 생명을 유지하는 데 필요한 기본적인 활동이다. 먹는 대로 영양소가 다 흡수되는 것은 아니다. 제대로 씹지 않으면 그대로 배설되기 쉽다. 적게 먹어도 꼭꼭 씹어 먹으면 영양이 그대로 흡수된다. 잘 씹어서 맛을 음미하면 미각이 되살아난다. 식사에 대한 만족감도 올라간다. 오래 씹기 습관을 들이려면 노력이 필요하다. 그렇지만 오래 씹기로 삶의 질도 바꿀 수 있다.

천천히 꼭꼭 씹어 먹으면 젊음, 예쁜 얼굴, 날씬한 몸매 그리고 행복한 마음까지 가질 수 있다.

건강 미인은 천천히 오래 씹는다.

〔 식사 전 양배추 씹어 먹기 〕

많이 먹는데 운동하지 않아도 살이 찌지 않는 사람들이 있다. 반면 열심히 운동하고 조금밖에 먹지 않는데도 살이 찌는 사람이 있다. 그 이유는 무엇일까? 살이 찌는 것은 먹는 양뿐만 아니라 먹는 방식과도 관계가 있다.

우리 몸에서 음식을 섭취할 때 포만감을 조절하는 기관을 포만중추라고 하는데 이렇게 작동한다. 음식물을 씹는 동안 침이 충분히 분비되면 혈당치가 높아진다. 뇌에 있는 포만중추에 배가 부르다는 신호가 보내진다. 포만중추는 포만감을 느끼게 한다. 식욕을 떨어뜨린다. 포만중추가 혈당 상승을 감지하려면 먹기 시작한 후 10분 이상 지나야 한다. 따라서 빨리 먹는 사람은 혈당 정보가 포만중추에 전달되는 사이에 많이 먹는다. 그래서 살이 찌기 쉽다.

포만감을 느끼기 위해서는 씹는 운동이 중요하다. 씹는 자극을 미리 주어 포만감을 얻는 시간을 버는 방법이 있다. 바로 식사 전 양배추 먹기이다. 양배추에는 식이섬유가 풍부하다. 많이 먹어도 살찔 적정은 없다. 매 식사 전, 생양배추 6분의 1개를 한입 크기로 자른다. 그리고 나서 10분 동안 천천히 꼭꼭 씹어 먹는다. 양배추를 씹다보면 10분 사이에 포만감을 느끼고 어느새 공복감이 사라진다.

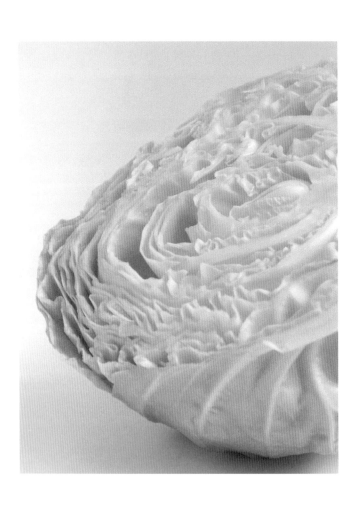

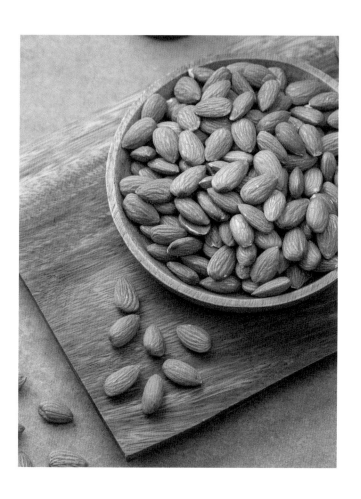

2장 건강 미인의 비결

건강 미인은
통곡물을 먹는다

"억울해, 많이 먹지도 않는데 살이 쪄."

방글라데시 다카 외국인 여성 모임에서 만난 두 명의 여성이
있다. 타이완 출신의 G와 일본 출신의 O이다. 어느 날 점심
식사에서 G가 다이어트 고민을 토로했다. 별로 먹지도 않는데
살이 찐다는 것이었다. 그러면서 눈앞에 있던 밥을 슬쩍 멀리
한다. 그때 식품 영양학을 전공한 똑순이 O가 한마디 한다. 한
때 밥, 빵, 파스타 등 탄수화물을 먹지 않는 다이어트가 유행
한 적이 있는데, 이 방법으로 건강하게 살을 뺄 수 없다는 것

이다. 탄수화물을 섭취하면 뇌에서 세로토닌이라는 호르몬이 분비된다. 식후 포만감을 느끼게 된다. 탄수화물을 전혀 섭취하지 않으면 포만감을 느낄 수 없다. 결국 과식하게 된다.

그런데 탄수화물을 섭취할 때는 정제하지 않은 완전 영양 탄수화물을 선택해야 한다. 정제된 탄수화물인 백미는 부드럽기 때문에 오래 씹기 어렵다. 이로 인해 침이 충분히 분비되지 않는다. 소화 효소인 침이 충분히 분비되어야 소화가 원활해진다. 백미는 정미 과정에서 비타민과 미네랄이 제거되었다. 그래서 백미는 흙 속에 두어도 싹이 트지 않는다.

일본 에도 시대에 정미 기술이 발달하면서 현미에서 쌀겨를 분리할 수 있게 되었다. 이로 인해 사람들은 백미를 섭취하게 되었고, 그 결과 B1 부족으로 인한 각기병이 발생했다. 이후 정제하지 않은 쌀겨로 만든 채소 절임을 섭취하게 되면서 각기병 증상이 개선되었다.

정제된 흰 곡물은 부드럽다. 영양소와 식이섬유가 부족하다. 체내 당을 급속히 올려 인슐린이 과다 분비된다. 저혈당으로 인해 또다시 당을 찾게 된다. 결국 탄수화물 중독에 빠진다. 백미는 쉽게 씹히고 쉽게 삼켜진다. 잘 씹히지 않는 음식과 비교해 볼 때 포만감을 느끼게 되는 똑같은 시간에 더 많이 먹게 된다. 과잉 탄수화물은 지방으로 저장된다. 과한 지방은 비만을 낳는다. 노화 시계도 빠르게 한다.

통곡물은 완전 영양이다

건강하게 체중을 감량하기 위해서는 정제하지 않은 탄수화물, 통곡물을 먹어야 한다. 통곡물은 인위적으로 도정하지 않고 자연 그대로 섭취할 수 있는 완전 영양 식품이다. 정제하지 않은 탄수화물은 비타민, 미네랄, 식이섬유를 함유하고 있다. 통곡물은 소화가 느리다. 따라서 식후에도 오랜 시간 포만감을 유지할 수 있다. 통곡물을 섭취하면 장내 유익 미생물이 늘어난다. 면역 반응도 좋아진다.

통곡물 중 대표적인 것은 현미이다. 현미는 볍씨인 뉘에서 겉겨를 제외하고 도정하지 않은 상태의 쌀이다. 현미를 백미로 도정하는 과정에서 많은 영양소가 사라진다. 물에 담가두면 현미는 싹이 돋아난다. 이는 쌀눈이 살아 있기 때문이다. 현미는 백미보다 17배 많은 섬유소와 3배 많은 비타민 B를 함유하고 있다.

현미에는 인체에 필요한 영양분이 알맞게 포함되어 있다. 에너지원이 되는 탄수화물뿐만 아니라 탄수화물을 효과적인 에너지로 바꾸는 미네랄과 비타민이 함유되어 있다. 몸을 만드는 단백질, 젊음의 비타민 E도 들어있다. 몸속을 청소하는 식이섬유가 들어 있다. 포만감은 크지만, 열량은 낮다. 다이어트에 효과적이다. 장운동을 활발하게 해 준다. 변비를 예방하는 데 도움이 된다. 또한 현미에 들어있는 비타민 B1군은 체지방이 쌓이는 것을 억제한다. 또 트립토판과 타이로신이 모발을 건강하게 한다. 리놀레산 성분은 몸에 좋은 HDL 콜레스테롤을 높여 동맥경화를 예방한다.

G는 현미밥을 먹기 시작했다. 아침에 일어나면 바로 화장실로 가게 되었고, 배에 가스가 차지도 않았다. 적게 먹어도 포만감을 느낄 수 있었고, 식사량도 줄어들었다. 몸이 가벼워졌고, 체중계에 올랐더니 체중이 줄었다.

포도당 100g을 섭취했을 때의 혈당 상승 속도를 100으로 가정한 뒤, 음식 100g을 먹었을 때의 혈당 상승 속도를 0~100으로 나타낸 것을 GI 지수라고 한다. 탄수화물을 섭취할 때는 GI 지수가 낮은 음식을 먹어야 체내 탄수화물이 지방으로 축적되는 것을 막을 수 있다. 백미의 GI 지수는 85, 현미의 GI 지수는 55 정도이다. 현미밥을 먹는 것이 다이어트에 효과적이다. 또한 백미를 현미로 교체하면 30분간 빨리 걷는 것과 맞먹을 정도로 체중 감량에 효과가 있다.

"너무 거칠어 못 먹겠어."

그런데 현미밥을 먹고 나서 얼마 지나지 않아 G는 현미밥을 먹지 않기로 했다. 현미가 몸에 좋은 것은 알겠지만 백미에 비해 식감이 거칠고 소화가 잘 안 되었기 때문이다. 그러자 O가 다시 발아현미를 추천했다. 일반 현미는 백미에 비하면 영양소가 풍부하다. 하지만 일반 현미는 식감이 백미에 비해 떨어진다. 오래 씹지 않으면 소화가 잘 되지 않는다. 백미의 식감과 현미의 영양소를 합친 것이 바로 발아현미이다. 발아현미는 말 그대로 발아한 상태의 현미이다. 현미의 거칠한 식감 때문에 발아현미를 먹는 사람들도 있다.

발아현미에는 일반 현미보다 식이 섬유가 약 4배 정도 많이 들어 있다. 곡물의 씨앗이 싹이 날 때는 화학적, 물리적 변화가 일어난다. 현미도 발아되면서 영양소가 강화된다. 피로 회복제로 좋은 비타민 B군이 더 강화된다. 발아 현미에는 가바라는 성분이 풍부하다. 가바가 풍부한 음식을 섭취하면 스트레스를 줄이는 데 효과적이다. 세계보건기구 WHO에서 가바를 하루 6mg씩 섭취하라고 권장한다. 발아현미를 100g을 먹으면 가바 9mg을 섭취할 수 있다.

G는 발아현미를 먹게 되면서 다시 일반 현미밥도 먹기 시작했다. 대신 현미를 오랫동안 물에 불린 후 밥을 지어 먹었다. 현미밥을 천천히 오랜 시간을 들여 꼭꼭 씹어 먹었다. 처음에는 잘 안되었지만 잘 씹고 있는지 항상 신경을 썼다. 오래 씹으면 위장에 부담이 없다. 완전 소화되기 쉬운 상태로 몸에 흡수된다. 그래서인지 오래 씹을수록 음식의 단맛을 느낄 수 있었다. 천천히 의식하고 씹으니 소화도 잘 되었다. 오래 씹어 먹으니 포만감을 충분히 느낄 수 있었다. 식사량이 줄었다. 체중이 줄었다.

내가 먹는 음식이 내 삶을 바꿀 수 있다
바쁜 일상에 치여 빨리 먹는 습관을 가진 사람들이 많다. 이런 사람들의 대부분은 가공식품이나 설탕이 들어간 단 음식 등 정제된 식품을 많이 먹는다. 정제된 식품은 빠른 시간 내 체내에 흡수된다. 그런데 통곡물은 곡물을 껍질까지 먹는 것이다. 그래서 급히 먹을 수가 없다. 통곡물의 핵심은 씹기이고, 이 씹기 운동은 과식을 방지한다. 천천히 먹다 보니 자연스럽게 먹는 것에 집중하게 된다. 음식 먹기에 집중하면 음식의 새로운 맛을 발견하게 된다. 천천히 먹는 것이 습관화되면 자연스럽게 마음의 여유도 가지게 된다. 쫓기는 삶에서 벗어나 슬로라이프의 참맛을 알 수 있다.

내가 먹는 음식이 내 몸을 만든다. 내 삶을 이끄는 원동력이 된다. 무엇을 먹느냐에 따라 인생의 질이 달라진다.

통곡물 미인은 날이 갈수록 날씬해지고 행복해진다.

〔 현미밥 맛있게 짓는 법 〕

현미는 백미보다 거칠다. 그런데 조리에 신경 쓰면 보다 맛있게 먹을 수 있다. 씹으면 씹을수록 고소한 맛이 나는 현미밥을 짓는 비결을 알아보자.

먼저, 현미는 쌀눈이 떨어져 나가지 않도록 살살 문질러 씻는다. 물을 부어 여러 차례 헹군다. 실온에서 8시간 이상 그러니까 하룻밤 정도 물에 현미를 충분히 불린다. 충분히 불리면 식감이 부드럽고 매끈해진다. 오래 불려도 영양분의 손실은 없다. 불린 후에는 불린 물을 버리고 다시 맑은 물로 헹군다.

현미밥을 지을 때는 물 조절이 중요하다. 백미보다 물을 많이 넣어야 한다. 보통 백미는 쌀과 물의 비율이 1:1 정도가 적당하다. 현미밥은 백미보다 약 1.5배 물을 더 넣는다. 윤기 있고 맛있는 현미밥을 짓고 싶다면 다시마 한 조각, 약간의 소금, 생강을 한두 조각 넣어보자. 맛도 있고 소화에 좋은 밥을 지을 수 있다. 생강은 소화를 좋게 한다. 다시마를 넣으면 밥에 윤기가 돈다.

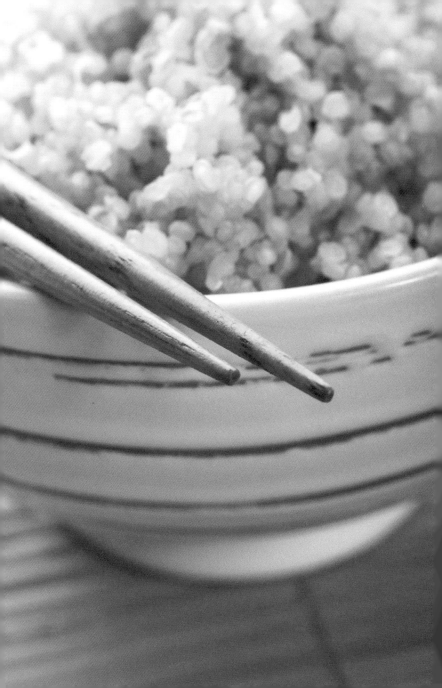

미소 된장국은
마시는 영양주사다

아프거든 미소 된장 집에 돈을 내라

일본에는 오랜 속담이 있다. "의사에게 돈을 내지 말고 미소 된장 집에 내라."는 말이다. 미소 된장은 건강식으로, 오래전부터 서민들이 즐겨 먹었던 음식이다. 일본 전국시대 무사들은 전투 중 식량 보급이 중요했는데, 밥에 된장을 더하면 단백질과 나트륨이 보완되어 최고의 영양 조합이었다. 주먹 크기로 뭉쳐 말린 미소 된장은 휴대가 용이하고 쉽게 상하지 않았다 그 후, 일본에서는 현미밥과 미소 된장국 그리고 채소절임이 기본 식생활로 정착되었다. 이때부터 매 식사 때마다 미소 된장국을 먹는 습관이 생겼다. 미소 된장이 서민들에게 퍼지기 시작했다. 직접 미소 된장을 만드는 집들이 생겨났다. 미소 된장을 이용한 다양한 조리법이 개발되었다. 흉작으로 기아에 허덕였던 시기에도 미소 된장만큼은 저장했다.

일본에서는 새색시가 미소 된장국을 잘 끓이면 사랑을 받는다는 말도 있다. 일본인들에게 있어 미소 된장국은 어머니의 맛이다. 향수의 대상이다. 바빠서 끼니를 잘 못 챙기다가도 흰쌀밥에 미소 된장국 한 그릇을 먹고 나면 힘이 난다. 그래서 미소 된장국은 일본인의 소울 푸드이자 일본 식탁에서는 없어서는 안 될 음식이다.

일본 음식점에서도 항상 미소 된장국이 빠지지 않고 나온다. 우리나라 사람 중에 김치가 없으면 밥을 못 먹는 사람이 있다.

일본인 중에는 매일 아침 식사에 미소 된장국이 없으면 밥을 못 먹는 사람도 있다. 일본 여성의 유방암 발생이 적고 일본 남성의 전립선암 발생이 적은 이유는 무엇일까? 바로 미소 된장을 많이 섭취하기 때문이다. 일본 장수 마을에서도 매일 미소 된장을 섭취한다. 미소 된장은 항산화 및 항노화 효과가 있는 장수 식품이다.

"미소 된장국 한 잔 하세요."

W 씨는 방글라데시 어린이들을 위해 일본어 동화를 벵골어로 번역했다. 가끔 남편과 방글라데시에 봉사 활동을 가기도 했다. 나는 일본에 살 때 필드워크를 위해 1년에 여러 차례 방글라데시를 방문했다. 한 번은 현지에서 W 씨를 만났다. 푹푹 찌는 더위에 예고 없이 쏟아 내는 스콜에 몸이 견디질 못했다. 그 때 W 씨가 나를 정성스럽게 간호해 주었다. 그리고 일본에서 가져온 미소 된장으로 미소 된장국을 만들어 주었다. 미소 된장국을 국그릇이 아니라 머그잔에 담아 마치 한 잔의 차처

럼 마셨다. 미소 된장국을 한 잔 먹고 푹 자고 일어났다. 무거
웠던 몸이 가뿐해져 있었다. 미소 된장국 한 잔의 파워를 경험
한 뒤로 피곤하거나 감기 기운이 느껴질 때는 미소 된장국부
터 찾았다.

미소 된장에는 영양이 풍부하다

미소 된장에는 비타민 E가 많이 들어있다. 비타민 E는 혈액순
환에 좋다. 미소 된장국을 마시면 몸에 열이 공급되어 체온이
올라간다. 오한이 들 때나 춥다고 느껴질 때 미소 된장국 한
잔이면 몸이 따뜻해진다. 또 지쳤을 때 따뜻한 미소 된장국을
마시면 피로 회복 효과에 좋다. 그래서 일본에서는 미소 된장
국을 마시는 영양주사라고 한다.

미소 된장국을 먹으면 다이어트 효과도 있다. 미소 된장에는
지방을 분해 연소하는 효과가 있다. 미소 된장에 들어 있는 레
시틴과 미네랄은 지방의 분해를 촉진한다. 사포닌은 독소와

이물질을 배출하여 뱃속을 청소한다. 미소 된장의 원료인 콩의 이소플라본은 포만 중추를 자극한다. 많은 양을 먹지 않아도 포만감을 느낄 수 있다.

다양한 유산균을 포함한 미소 된장을 먹으면 소화가 잘된다. 미소 된장국은 장 건강을 지켜준다. 면역력을 강화한다. 장내 세균총의 균형을 유지한다. 장의 상태가 나쁘면 영양을 흡수하기 힘들다. 배변 상태도 나쁘고 피부 상태도 나빠진다. 질염 예방에 큰 도움을 줄 수 있다. 미소 된장은 단백질과 아미노산을 풍부하게 함유하고 있다. 에너지를 공급하고 근육을 유지하는 데 효과적이다. 미소 된장에는 비타민 B군이 풍부하다. 맑고 고운 피부를 유지하는 데 좋다.

우리나라 된장은 구수한 맛이 나며 짜다. 일본 미소는 담백하면서 단맛이 난다. 단맛이 나는 이유는 무엇일까? 우리나라 된장은 100% 콩을 발효시켜 만든다. 반면 미소는 콩을 쪄낸 것에 쌀누룩을 섞어 만든다. 습도가 높은 일본에서는 자연 발효가 안 된다. 그대로 두면 썩어 버린다. 곰팡이 균을 쌀에서 미리 길러서 콩과 함께 섞는다. 미소 된장은 약 20%가 단백질로 구성되어 있다. 미네랄과 비타민이 풍부하다. 저렴한 가격 덕에 누구나 즐길 수 있다. 채소 등 대부분의 식재료와 좋은 궁합을 이룬다. 간편하고 조미료가 필요 없다. 그런데 그 영양 파워는 엄청나다.

이런 영양 만점의 미소 된장국을 끼니때마다 만들기 귀찮다면? W 씨가 알려 준 미소 된장 경단을 만들어 보관해 놓자. 미소 된장국의 건더기는 잘 익는 것이라면 무엇이든 좋다. 볼에 미소 된장, 미역, 좋아하는 채소 등 재료를 넣어 쓱쓱 비비고 섞어서 랩에 돌돌 말면 끝이다. 재료의 분량 역시 미소 된장 경단의 크기와 취향에 따라 조절하면 된다. 간식, 야식으로 먹기에도 편리하다. 출출 할 때마다 미소 된장 경단에 뜨거운 물을 부어서 마시면 된다.

아침은 유산균 흡수가 가장 활발해지는 시간대이다. 매일 아침 미소 된장국을 섭취하면 장 건강에 좋다. 나는 미소 된장국에 익숙해지자 점심때 외출할 때도 미소 된장 경단을 휴대했다. 그러면 언제든지 수제 미소 된장국을 마실 수 있다. 머그잔에 넣어 뜨거운 물을 부어 1분 만에 완성이다.

미소 된장국은 마시는 영양주사이다

요즘 스트레스와 피로에 지친 직장인들은 점심시간에 병원으로 향한다. 점심 메뉴를 고르는 즐거움보다 영양수액 주사 메뉴를 택하는 사람들도 있다. 피로 회복과 면역력 향상을 위한 고농도 아미노산 주사, 감기 몸살에 탁월한 주사, 육체 피로에 좋은 마늘 주사, 노화 방지와 피부 미용을 위한 주사를 처방받을 수 있다. 영양수액 주사는 체내에 부족한 성분을 보충해 주는 치료법이다. 회복이 필요한 부분에 즉각적인 영양을 공급 할 수 있다. 바쁜 현대인들에게 제격이다.

그런데 영양주사가 누구에게나 효과를 나타내는 것은 아니다. 피로를 개선하는 가장 좋은 방법은 무엇일까? 충분한 휴식과 함께 영양이 가득한 음식을 섭취하는 것이다. 영양수액 주사 '한방' 대신에 미소 된장국 '한 잔' 어떨까?

'먹고 싶은 것이 있으면 보내 주겠다'

어디에 있던 음식은 사람을 위로한다. W 씨는 내가 방글라데시에 살게 되었을 때 일본에서 늘 먹을 것을 보내 주겠다고 했다. W 씨는 이런 따뜻한 마음씨뿐만 아니라 외형도 아름다웠다. 만날 때마다 항상 머리끝부터 발끝까지 세련되고 우아했다. 젊게 보였지만 적지 않은 인생 경험을 가졌겠다고 생각했다. 그런데 나이를 듣고 깜짝 놀랐다. 80세에 가까운 나이었다. W 씨의 건강하고 우아한 아름다움의 원천은 평생 먹은 미소 된장국이 아닐까?

건강 미인의 아름다움의 씨앗은 한 잔의 미소 된장국이다.

〔 간편한 미소 된장 경단 〕

재료

미소 된장, 다진 파, 말린 미역, 새우

만드는 법

1. 미소 된장, 다진 파, 말린 미역, 새우 등 건더기를 볼에 넣고 섞는다.
2. 적당량 떠서 랩으로 돌돌 말면 완성이다.

먹는 법

미소 된장 경단 한 개를 머그컵에 넣어 뜨거운 물을 부어 마신다.

잠깐!

미소 된장국에 들어갈 건더기 재료는 큰 것보다는 작은 사이즈가 좋다. 미소 된장국에는 두부와 미역을 함께 넣으면 맛과 영양상의 궁합이 좋다. 파만 넣어도 맛있다. 단, 파와 미역을 함께 넣으면 식감이 떨어진다.

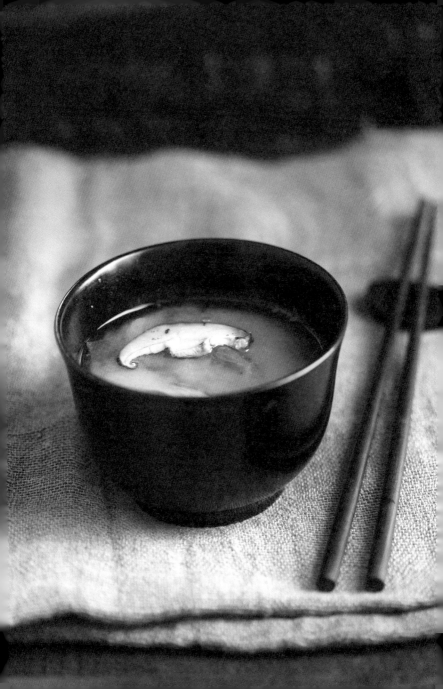

겨된장은
정성의 상징이다

겨된장은 치유의 상징이다

일본 영화 달팽이 식당은 요리와 함께 따뜻한 인간관계를 그려낸 영화이다. 주인공 린코는 알바를 하고 돌아온 어느 날 방이 갑자기 텅 비어 있는 것을 목격한다. 애인이 가구, 온갖 살림살이까지 다 훔쳐 간 것이다. 린코는 그 충격으로 실어증까지 걸렸다. 그녀에게 남겨진 것은 할머니가 남겨주신 겨된장뿐이다.

린코는 엄마가 있는 고향으로 내려온다. 창고를 빌리고 하루에 한 팀 손님만 받는 달팽이 식당을 열었다. 린코의 요리를 먹은 손님들에게 하나둘 기적이 일어났다. 소원이 이루어지는 식당이라는 소문이 난다. 린코는 요리를 통해서 사람들을 치유해 간다. 자신의 상처도 직시한다.

"그냥 좋아서요."
일본에서 벵골어 교실 첫 수업시간이었다. 저마다 벵골어를 배우는 이유에 대해 이야기를 했다. K는 호리호리한 몸매에 키가 상당히 컸다. 그리고 이지적인 미인이었다. 그녀는 방글라데시가 그냥 좋다고 했다. 이미 5번이나 방글라데시를 방문했다고 했다. 음식도 맛있고 사람들이 좋다고 했다. 1년쯤 지났을까? 그녀가 말을 걸어왔다. 방글라데시가 그냥 좋다는 첫날의 충격만큼 그날의 첫 마디도 충격이었다.

"우리 할아버지 한국인이세요." 아버지는 귀화했지만 조부모

95

님은 여전히 한국인이라고 했다. 그녀와 따로 대화를 나눈 적이 없다. 그런데 우리는 서로를 궁금해 하고 있었다. 일본에 와서 벵골어를 배우는 내가 궁금했다고 한다. 그녀 할아버지 성은 김해 김 씨였다. 나는 김해 허 씨이다. 이 작은 우연을 계기로 K의 가족 행사에 참여하기도 했다. 그녀를 한국에 초대하기도 했다. 어느 날 K 어머니가 집으로 식사 초대를 했다.

'단무지?'
노란 무를 젓가락으로 집어 입으로 가져갔다. K가 다쿠앙즈케를 좋아하냐고 했다. 다쿠앙즈케는 단무지였다. 무를 소금과 쌀겨에 절여 발효시켜서 만든 것이다. 일본 에도시대 다쿠안이라는 스님이 처음 만들었다. 단무지로 밥 한 공기를 뚝딱하고 비웠다. 그러자 K의 어머니는 일본 전통 채소 절임인 누카즈케 만드는 방법을 알려주셨다. 그리고 나에게는 삼계탕, 김치, 잡채 등 한국 요리 만드는 법에 관해서 물어보기도 했다.

일본은 발효음식을 발전시킨 나라이다. 발효음식 중에서 간편하게 만들 수 있는 것이 츠케모노, 즉 절임음식이다. 최근에는 샐러드 등으로 채소를 쉽게 먹을 수 있다. 그래서인지 절임 음식을 먹지 않는 사람들도 있다. 그런데 과거 절임 음식은 채소 섭취를 위해 유용하게 사용되었다.

일본 헤이안 시대부터 츠케모노 문화가 확산되었다. 츠케모노는 제철 채소를 소금과 된장에 담근 것이다. 누카츠케는 쌀겨로 채소를 발효시켜 만든 채소절임이다. 모든 채소가 가능하다. 그런데 가지, 무, 양배추, 당근, 오이를 주로 사용한다. 누카즈케는 발효음식이라는 점에서 한국의 김치, 된장과 유사하다. 쌀겨, 물, 소금이 기본 재료이다. 쌀겨에 소금물을 넣으면 발효균이 숙성한다. 시간이 지날수록 냄새와 색깔이 된장을 닮아간다. 그래서 겨된장이라고 한다. K의 어머니는 결혼 후 한국 된장을 처음 보았다. 코를 자극하던 냄새와 색깔에 누카즈케가 떠올랐다고 한다.

누카즈케는 정성의 상징이다

누카즈케는 김치처럼 각 지역에 따라 고유한 개성을 지닌 전통 발효 음식이다. 땅의 풍토에 따라 미생물의 종류가 다르기 때문에, 지역마다 독특한 맛이 난다. 누카즈케의 발상지는 K 어머니의 고향인 키타큐슈이다. 에도시대에 정미 기술이 발달하면서 현미에서 쌀겨를 분리할 수 있게 되었고, 이를 활용한 누카즈케가 보다 확산되었다. 누카즈케의 건강상 효능이 널리 알려지면서 서민들의 밥상에 정착되었다.

키타큐슈의 고쿠라성 근처 신사에는 일본에서 가장 오래된 겨된장이 있다. 무려 400년이나 되었으며, 세대가 바뀌어도 지속적인 관리를 통해 오랫동안 보존되고 있다.

일본 영화나 드라마에서 흙에 파묻은 채소를 꺼내 먹는 장면을 본 적이 있을 것이다. 일본 가정에는 신줏단지처럼 모시는 항아리가 있는데, 이는 바로 겨된장을 보관해 놓은 항아리다.

누카즈케를 담근 겨된장은 썩기 쉬워서 매일 두 번 정도 공기가 통하도록 잘 섞어줘야 한다.

누카즈케는 정성의 상징이다. 수십 년간 매일 뒤집어 돌보며 관리한 후, 후대에 전해준다. 엄마는 시집가는 딸에게 집안의 소중한 겨된장을 물려주고, 시어머니는 몇십 년간 숙성해온 겨된장을 며느리에게 물려준다. 누카즈케는 세대를 이어나가는 전통음식이다.

누카즈케는 장 건강에 좋다

장내 환경을 개선하기 위해서는 장내 유익균을 늘리고 노폐물을 배출하는 것이 중요하다. 대장에 유익균이 많으면 음식이 장 속에서 부패하지 않는다. 음식물이 깨끗하게 소화되면 장이 깨끗하다. 장내 유익균을 늘리기 위해서는 식물성 유산균을 충분히 섭취해야 한다. 누카즈케에는 식물성 유산균이 많이 들어 있다. 유산균은 장내 유익균을 늘려 장내 환경을 개선한다. 요구르트에는 많은 유산균이 포함되어 있다. 누카즈케의 유산균은 무려 요구르트의 10배이다. 누카즈케를 갓 만들었을 때보다 10일 정도가 지나면 신맛이 증가한다. 유산균의 수도 증가한다.

겨된장을 만든 후에 채소를 박아 절이면 누카즈케가 된다. 쌀겨에는 B1, B2, B6, E, 단백질, 칼슘, 식이섬유 등의 영양소가 풍부하다. 누카즈케를 먹으면 본래 채소가 가진 영양소도 섭취할 수 있다. 겨된장과 채소가 영양분을 주고받는다. 채소를 겨된장에 넣어두면 겨된장의 염분이 채소로 스며든다. 염분을 먹은 채소는 영양분을 토해낸다.

동네에서 내과를 운영하는 K의 아버지는 누카즈케를 먹으면 장운동이 활발해진다고 했다. 누카즈케는 장내 환경을 정돈하여 면역력을 높인다. 위장 기능을 개선해 소화를 원활하게 한다. 누카즈케를 먹기 시작하면 변의 상태도 달라진다.

'도쿄 올 때마다 연락 주세요.'

K는 여전히 정중한 일본어를 쓴다. 그녀는 잔잔하고 고요하게 일본 생활의 활력소가 되었다. 그런데 시간이 지나도 마음의 거리는 좀처럼 좁혀지지 않았다. 나는 그녀가 눈치 채지 않게 마음을 열었다 닫기를 반복했다. 그런데 오랜 시간이 지나서 알게 되었다. 수십 년씩 하루 두 번 정성스럽게 관리하며 가보로 물려준다는 겨된장처럼 적당한 거리를 둔 덕에 20년 동안이나 건강한 우정을 유지할 수 있었다.

7년 만에 그녀를 만났다. 누카즈케가 곁들여진 맛있는 일본 정식을 먹었다. 그녀는 그 시절의 나를 정확하게 기억해 주었다. 내가 그녀를 생각한 것보다 나를 더 깊게 이해하고 있었다.

〔 겨된장 〕

재료

쌀겨, 소금, 물, 채소 부스러기

만드는 법

1. 물 4컵에 소금 2컵을 넣는다. 끓여 식힌 후 넣고 고루 섞는다.
2. 뚜껑이 있는 법랑 용기에 소금물에 반죽한 쌀겨를 넣는다.
3. 쌀겨 위로 깨끗이 씻은 채소 부스러기를 넣는다. 채소 부스러기는 파 뿌리, 양배추의 심 부분 등 야채 다듬고 남은 것이면 뭐든지 좋다.
4. 법랑용기 뚜껑을 잘 덮어 어둡고 바람이 통하는 곳에 1주일 정도 둔다.
5. 1주일 후 채소 부스러기들을 꺼내면 겨된장이 완성된다.

잠깐!

채소 부스러기를 넣고 만든 겨된장은 한번 만들면 두고 먹을 수 있다. 그때그때 먹고 싶은 채소를 겨된장에 넣어 먹으면 된다.

〔 누카즈케 〕

재료

각종 채소, 겨된장

만드는 법

1. 채소를 씻어 준비한다. 당근, 무, 순무, 오이 등 절이기 쉬운 채소부터 시작한다.
2. 겨된장에 채소를 묻는다. 법랑 용기 뚜껑을 덮는다.
3. 무 당근과 같이 딱딱한 땅속 채소는 대략 12시간 정도 묻어 둔다. 오이, 가지 등 땅 위에서 자란 채소는 4시간 정도 묻어 둔다.
4. 겨된장을 물로 씻어낸다. 채소를 먹기 좋은 크기로 자르면 완성이다.

잠깐!

겨된장을 만들 때 부패 가능성이 있는 재료는 사용하지 않는다. 발효 과정에서 곰팡이가 생기면 곰팡이가 생긴 부분의 겨된장을 제거한다. 채소를 절일 때 수분이 많이 생기면 수분도 덜어낸다. 정성스럽게 관리한 겨된장은 오랫동안 좋은 상태를 유지하며 누카즈케를 맛있게 담글 수 있게 해준다.

채소 미인은
레인보우 식단을 좋아한다

나무가 5,000년 이상 사는 이유는?

현재 세계 최고령 나무는 5,486살로 추정되고 있다. 칠레에 있는 소나무이다.[•] 5천 년 넘게 살았다니 대단한 생명력이다. 보통 식물이 동물보다 오래 산다. 동물은 최적의 환경을 찾아 스스로 움직인다. 반면 식물은 생존 장소를 옮기지 못한다. 식물

[•]   John Bartlett, "'It's a miracle': Gran Abuelo in Chile could be world's oldest living tree", 〈the Guardian〉, 2022.09.23. https://www.theguardian.com/environment/2022/sep/23/gran-abuelo-chile-world-oldest-living-tree-alerce

은 태양 광선과 해충, 바람 등 외부 스트레스에 항상 노출되어 있다. 이런 외부 환경에서 식물은 어떻게 자신을 보호할까? 식물은 광합성을 할 때 화학물질을 생성한다. 이 화학물질이 피토케미컬이다. 피토케미컬은 식물이 외부 공격으로부터 자신을 지키기 위해 만들어낸 물질의 총칭이다.

"보는 사람도 없는데 아무럼 어때요?"

영화 줄리 앤 줄리아는 유명 파워 블로거 줄리 파웰의 자전적 소설을 영화로 옮긴 것이다. 영화의 주인공 미국의 전설적인 요리 연구가 줄리아 차일드는 요리 프로그램에서 실수도 종종 하지만, 화려하고 복잡한 요리는 필요 없다며 인생철학을 들려준다. 다만 신선한 재료로 좋은 음식을 요리하라고 한다.

나는 이 영화를 볼 때마다 A가 생각난다. A는 호주에서 공부를 마친 후 일본에서 회사를 다니고 있었다. 그녀는 중국계 말레이시아인이다. A는 다문화가 공존하는 사회에서 성장했다.

그래서인지 공감 능력이 뛰어났다. 중국어, 말레이어, 영어, 한국어, 일본어 5개 국어가 가능했다. 항상 긍정적인 자세로 상대의 이야기를 잘 들어주었다.

A는 요리를 잘했다. 먹거리에 진심인 그녀가 고심해서 선정한 도쿄 맛집 탐방을 가는 주말이 늘 기다려졌다. 멋쟁이들은 스카프 한 장을 가지고도 다양한 멋을 낸다. 목에 감거나 머리에 쓰기도 하고 어깨에 두르기도 한다. 핸드백에 장식하기도 한다. 미식가들은 식재료와 천연 조미료를 자유자재로 사용한다. 뿐만 아니라 같은 식재료로 다양한 맛을 만들어내기도 한다.

A가 나에게 처음 만들어 준 채소찜 요리가 있다. 형형색색의 채소를 한 입 크기로 모두 잘랐다. 그리고 찜기에 쪘다. 그런 다음 채소를 간장, 식초, 레몬즙으로 만든 소스에 찍어 먹었다. 정말 맛있었다.

체내 활성산소를 줄이기 위해 채소를 먹는다

활성산소는 식물이 태양빛을 흡수해 에너지를 만드는 과정에서 생성된다. 활성산소가 지나치게 많아지면 정상 세포가 손상되고 노화가 빨리 진행된다. 마치 철이 산소와 결합해 녹이 슬듯이, 활성산소는 우리 몸속에 녹을 만든다. 활성산소가 증가하는 요인에는 자외선, 스트레스, 노화 등이 있다. 이 녹을 제거하는 데 중요한 역할을 하는 것이 피토케미컬이다. 우리 몸에 좋지 않은 활성산소를 줄이기 위해서는 항산화 성분이 풍부한 음식을 충분히 섭취해야 한다.

여러 가지 색깔의 채소를 섭취하는 것이 중요한 이유이다. 채소는 색깔별로 영양 성분이 다르다. 빨간색 채소에는 라이코펜이 풍부하여 혈액을 맑게 하고 피부 톤을 환하게 한다. 주황색과 노란색 채소에는 베타카로틴이 풍부하여 피부를 탄력있고 건강하게 한다. 보라색 채소에는 안토시아닌이 풍부해서 눈 건강에 좋다.

선명한 채소를 무지개 색깔 별로 고른다

식물의 피토케미컬은 색, 향, 맛에 함유되어 있다. 현재 약 1만 가지 이상 존재하는 것으로 알려져 있다. 어떤 채소에 어떤 피토케미컬이 들어 있는지 전부 확인하기는 어렵다. 채소의 영양은 골고루 섭취하기 위해서는 채소를 무지개 색깔 별로 고른다. 색에 따라 함유된 여러 가지 항산화 물질을 섭취할 수 있다. 가령, 붉은색이라면 토마토, 주황색은 호박, 당근, 녹색은 시금치, 흰색은 양파, 보라색은 가지 등으로 고를 수 있다. 식물들은 강한 자외선으로부터 몸을 보호하기 위해 진한 색소를 더 많이 만들어 낸다. 따라서 채소는 색이 선명하고 짙은 것으로 고르는 것이 좋다.

채소의 영양소 파괴를 최소화하기 위해서는 영양물질이 물에 녹아 나가지 않도록 주의해야 한다. 채소는 씻은 후에 자르는 것이 좋다. 채소를 간단하게 조리하면 영양 손실을 막을 수 있다. 채소에는 비타민, 미네랄, 폴리페놀이 풍부하게 들어 있다.

채소는 통째로 먹어야 완전한 영양을 섭취할 수 있다. 또한, 채소를 통째로 먹으면 음식물 쓰레기가 줄어들고 식비도 절약된다.

채소는 화학비료를 쓰지 않고 재배한 것을 고르자. 농약을 적게 사용하는 제철 채소를 이용하는 것이 좋다. 잔류 농약은 몸을 노화시키는 활성산소를 만들어낸다. 채소가 원래 가지고 있는 항산화 작용을 방해한다. 비용이 부담된다면 모양, 표면 흠집 등 외관상 예쁘지 않지만 맛과 영양 품질에는 문제가 없는 비규격 농산물 채소도 추천한다. 못난이 농산물로 검색해 보자. 이런 채소를 구입하면 식비도 줄일 수 있다. 또한 버려지는 채소도 줄여 환경을 보호할 수 있다.

레인보우 식단은 화장품보다 효과적이다
부족한 영양소는 영양제로 보충하면 된다고 생각하는 사람들도 있다. 채소 단 한 개를 먹더라도 껍질째 통째로 완전 영양을 섭취하면 값비싼 영양제가 필요 없다. 하나의 생명을 통째로 먹는 것이 완전 영양을 섭취하는 가장 쉬운 방법이다. 자연에는 우리가 알지 못하는 영양소가 셀 수 없을 만큼 많다. 건강한 식재료를 통해 균형 잡힌 영양을 섭취하는 것이 중요하다. 채소의 라이코펜, 베타카로틴 등의 항산화 물질은 강한 자외선으로부터 피부를 보호해 준다. 항산화 성분이 함유된 식품을 제대로 먹으면 피부 미용에 좋다. 화장품이 필요 없다.

앞으로 장을 볼 때는 장바구니에 알록달록 레인보우 색의 채소가 들어 있는지 확인해 보면 어떨까?

"좋아요! 멋져요!"
A는 억지로 자기를 포장하지 않았다. 그렇지만 카멜레온과 같은 매력을 지녔다. 어떤 컬러도 흡수하는 사람이었다. 그녀의 식단은 언제나 빨주노초파남보 레인보우였다. 삶은 달걀 껍질을 갓 벗긴 듯한 얼굴에 와작와작 우적우적 생야채를 껍질째

간식으로 씹어 먹는 모습이 귀여웠다.

내가 일본을 떠나는 날, 내 지인 스무 남짓이 모인 파티에서 A 는 레인보우 채소 풀코스 요리를 선보였다. 너무 인기가 좋아서 나는 먹어 보지도 못했다. 그런데도 나는 그녀의 마음을 한가득 받고 배가 불렀다. 요즘도 마트에 가서 채소를 볼 때마다 A가 생각난다. 형형색색의 채소들이 나에게 무한 긍정 에너지를 보내 주는 것만 같다.

채소 미인은 레인보우 식단을 좋아한다.

[채소 껍질을 먹으면 예뻐진다]

옛날 사람들은 무 한 통을 통째로 먹었다. 버리는 것이 없었다. 무를 껍질째 바짝 말려서 먹으면 칼슘이 증가되어 뼈 건강에 좋다. 생선 요리에 무를 껍질째 넣으면 생선의 비릿함을 줄일 수 있다. 무 껍질과 뿌리에는 비타민 C가 풍부하게 함유되어 있어, 무청을 햇볕에 잘 말려 된장국에 넣어 먹으면 겨울철 보양식으로 좋다. 껍질만 따로 말려 들깨가루와 함께 볶아 반찬으로 만들거나 차로 마실 수도 있다.

최고의 영양소를 섭취하려면 식재료 전체를 먹어야 한다. 식재료는 각 부위마다 다른 영양소를 품고 있기 때문이다. 껍질에는 폴리페놀이 들어 있다. 잎에서는 광합성을 한다. 비타민과 미네랄이 함유되어 있다. 뿌리에는 당이 들어 있다.

특히 주목해야 할 부분은 채소 껍질이다. 채소 껍질은 햇볕, 바람, 비 등 외부 환경으로부터 채소를 보호하는 역할을 하는데, 그 속에는 소화를 촉진하고 배변활동에 좋은 식이섬유가 풍부하다. 다양한 비타민과 미네랄이 함유되어 있으며 체내 염분을 조절한다. 채소 껍질에는 항산화 작용을 하는 폴리페놀이 들어 있다. 세포 손상을 방지하여 피부 노화를 예방할 수 있다. 또한 채소 껍질을 먹으면 감기 등 바이러스에 대항 할 수 있다. 채소의 뿌리, 줄기, 잎, 껍질까지 통으로 먹어보자. 완전 영양을 섭취하면 값비싼 영양제가 필요 없다.

잠깐!

채소는 질감이 단단하고 무거운 채소일수록 영양소가 많다. 또한 색깔이 짙고 선명할수록 신선하고 영양소가 풍부하다. 색이 옅거나 변색되었다면 상했거나 오래되었다는 신호다. 채소의 향이 강할수록 신선하고 맛이 좋다. 향이 약하거나 쓴맛, 안 좋은 냄새가 난다면 상한 것이다.

건강 미인은
등 푸른 생선을 먹는다

등 푸른 생선 냄새가 500미터 밖까지 퍼진다

생선을 좋아한다. 그런데 가시를 발라내야 한다. 손에 비린내를 묻혀야 한다. 가끔 생선을 먹는 일이 귀찮게 느껴질 때도 있다. 거리를 걷다가 어디선가 생선 굽는 냄새가 풍겨 올 때가 있다. 생선구이는 손님을 부르는 음식이다. 식당에서 한번 구우면 냄새가 500미터 밖까지 퍼진다. 생선이 구이의 왕이 된 이유는 무엇일까?

소고기, 돼지고기를 먹기 힘든 시절이 있었다. 대신에 지방이 많은 생선을 많이 먹었다. 특히 등 푸른 생선은 지방 함량이 높고 금방 부패하기 쉬우며, 떼 지어 다니기 때문에 한 번에 많이 잡힌다. 이 생선을 가장 쉽게 조리하는 방법은 구이로 먹는 것이다.

"생선에 투자해."

M은 함께 일하는 동갑내기 동료이다. 그녀는 굉장히 예민하다. 그리고 호기심이 강하다. 학창 시절 홀로 아프리카 여행도 떠났다. 매 주말이면 남편과 함께 캠핑 등 아웃도어 활동을 즐긴다. 까무잡잡하고 탱탱한 피부가 젊고 건강해 보인다. 웃을 때 씨~익 하고 드러나는 가지런한 흰 치아도 매력적이다. M과 한 팀이 되어 일을 막 시작했을 무렵 우리는 사소한 오해로 한일전을 치렀다. 그런데 몇 년이 지난 지금, 우리는 누구보다도 좋은 파트너이자 친구가 되었다. 그녀와 함께 먹었던 첫 음식은 고등어구이 정식이다. 건강한 피부의 이유를 물었더니

글쎄 생선에 투자한단다. 그녀는 정말 생선을 좋아했다. 2개월에 한 번씩 서울, 부산, 도쿄, 치타공에서 만나 일도 하고 밥도 먹는데 기승전 생선요리이다. 나는 그녀에게 생선 미인이라는 별명을 붙여 주었다.

생선 미인 M은 왜 피부가 좋은 것일까?

무리한 다이어트와 스트레스로 피부가 거칠어졌다면 어떻게 해야 할까? 가장 먼저 식습관을 바꾸어야 한다. 먹는 것이 바뀌면 몸속에서부터 변화가 시작된다. 미용과 다이어트에 신경을 쓰는 젊은 여성들 중 생선을 좋아하지 않는 사람들이 많다. 생선은 단백질의 주요 공급원이다. 요즘 젊은 여성 중에 케이크 한 조각에 커피 한 잔으로 한 끼를 때우는 사람들도 있다. 그렇게 해서는 건강 미인이 될 수 없다. 피부와 머릿결은 단백질로 만들어진다. 단백질이 부족하면 근육양이 줄어든다. 살이 찌기 쉬운 체질이 된다. 아름다운 피부와 머릿결, 날씬한 몸매를 위해서는 양질의 지방을 섭취해야 한다.

나이가 들수록 피부가 중요하다. 젊고 아름다운 피부가 인상을 좌우하기도 한다. 피부는 단순히 몸을 감싸고 있는 것이 아니다. 피부는 몸속에서 일어나는 것을 그대로 보여준다. 맑고 깨끗한 아름다운 피부를 만들기 위해 중요한 것은 무엇일까? 피부 깊숙한 곳의 케어이다. 피부 표면에 부지런히 무언가를 바르는 것만으로는 부족하다. 음식으로 영양을 섭취해야 한다.

우리 몸에 지방이 부족하면 세포막이 딱딱해진다. 그러면 영양분이 제대로 흡수되지 않는다. 몸의 각 기관에 문제가 생길 수 있다. 좋은 지방을 섭취하면 염증이 억제된다. 노화가 방지된다. 좋은 기름을 먹으면 피부에 윤기와 탄력이 생긴다. 살결이 매끈하고 고와진다. 양질의 기름은 음식으로 섭취한 영양분이 몸에 쉽게 스며들도록 도와준다.

예쁜 피부를 원한다면 질 좋은 지방을 섭취하자
밝고 장미처럼 생기 있는 얼굴을 원한다면 지방을 제한한 식단은 도움이 되지 않는다. 그런데 지방을 섭취할 때 몸에 나쁜 기름은 피해야 한다. 지방에는 피부에 좋은 것과 나쁜 것이 있다. 오메가-9과 같은 식물성 기름이나 등 푸른 생선에 많이 함유된 오메가-3 지방산은 피부를 촉촉하게 한다. 양질 지방을 먹으면 주름도 잘 생기지 않는다. 양질 지방을 섭취하면 포만감도 오래 지속된다. 그러면 먹는 양이 줄어든다. 체중 조절에 도움이 된다. 질 좋은 지방에는 어떤 것이 있을까?

먼저 오메가-3 지방산이다. EPA, DHA, 알파 리놀렌산 등이 대표적이다. 연어, 참치, 고등어, 두부 등의 콩 제품과 호두 등에 많이 함유되어 있다. 오메가-3 지방산은 필수지방산이다. 되도록 많이 먹는 것이 좋다. 오메가-9 은 나쁜 콜레스테롤을 줄이고 좋은 콜레스테롤은 늘린다. 필수지방산은 아니지만 아름다운 피부를 위해서 많이 먹는 것이 좋다. 올레산이 대표적이다. 올리브오일, 아보카도, 아몬드, 캐슈너트 등에 많이 함유되어 있다. 반면 옥수수기름, 샐러드 오일, 시판되는 드레싱 등의 정제 기름은 줄이는 것이 좋다.

등 푸른 생선에 가득한 오메가-3 지방산

오메가-3 지방산은 등 푸른 생선에 많이 함유되어 있다. 심장과 뇌 건강을 향상한다. 등 푸른 생선은 다양한 비타민 미네랄을 함유하고 있다. 등 푸른 생선에 함유된 비타민 A는 야맹증을 예방한다. 면역력을 길러준다. 비타민 B는 빈혈을 예방한다. 세포의 재생을 도와준다. 비타민 E는 세포의 노화를 방지한다. 등 푸른 생선에는 불포화 지방산인 DHA와 EPA가 풍부해 혈중 나쁜 콜레스테롤을 감소시킨다. 심혈관 건강에 좋다. 고등어, 삼치, 꽁치는 등 부분이 푸른빛을 띠면서 살은 흰색이다. 참치, 연어는 등 부분이 푸르고 살이 붉다. 붉은 살은 근육색소라 부르는 철분과 단백질 아미노산이 풍부해서 붉게 보인다. 흰 살 생선보다 상대적으로 지방 함량이 높다.

생선은 외부 환경에 따라 체온이 변한다. 차가운 물속에서 체온은 변하지만 지방은 굳지 않고 원래 상태를 유지한다. 인체의 혈관에 들어가도 굳지 않는다. 이런 지방을 불포화 지방산이라고 한다. 식물성 기름도 불포화지방산이다. 다만, 불포화 지방산은 가열하면 산화되기 쉽다. 산화된 불포화 지방산은 활성산소를 발생시켜 노화를 촉진한다. 산화는 시간이 지날수록 더 진행되므로, 가열한 생선은 빨리 먹는 것이 좋고, 식물성 기름은 반복해서 사용하지 않는 것이 바람직하다.

피부 미인이 되고 싶다면 하루 한 끼 정도는 한 마리 생선을 먹으면 어떨까? 일주일 정도 테스트 해 보자. 고가의 화장품을 쓰는 것보다 영양가 있는 균형 잡힌 식사를 하는 편이 좋다. 윤기 있고 아름다운 피부를 위해서는 양질의 지방을 섭취해야 한다. 피부뿐만 아니라 몸속 건강도 잡을 수 있다.

따뜻한 섬세함이 좋다

예전의 나는 관계 맺기에 서툴렀다. 모든 것을 그냥 참고 수용하거나 참을 수 없을 때는 폭발을 했다. 이런 극단적인 성향에 소중한 사람들을 떠나보내기도 했다. 그런데 M은 내가 감정에 직선으로 부딪혔을 때 있는 그대로를 수용해 준 첫 사람이다. 그리고 한 단계 올라선 관계의 문을 열어 준 사람이다. M과 나는 여전히 티격태격한다. 비슷한 점 때문에도 싸우고 다른 점 때문에도 싸운다. 그렇지만 우리보다 10살 어린 후배들과 가라오케라도 가면 서로의 기분을 알고 선곡도 해 주는 사이가 되었다.

M은 일에 있어서 정말 프로페셔널하다. 가끔은 잘 발라낸 생선의 가시 같은 그녀의 날카로움이 따갑다. 그런데 예민한 M에게는 누구도 흉내 낼 수 없는 섬세한 따뜻함이 있다. 생선을 먹기 좋게 가시를 발라 밥그릇에 얹어 주는 느낌이다. 그래서 더욱 특별하고 소중하다.

생선 미인은 비싼 화장품 대신에 등 푸른 생선에 투자한다.

3장 　건강 미인의 식습관

호박이
넝쿨째 굴러들어 온다

호박이 넝쿨째 굴러들어 온다?

호박이 넝쿨째 굴러들어 온다는 말을 들어 본 적이 있는가? 뜻밖의 행운, 좋은 일이 있을 때 또는 어떤 이가 집안에 복을 가지고 온다는 의미로 쓰인다. 과거에 시집간 새색시가 꼭 챙겨간 것이 호박이다. 새색시가 시댁에 도착하면 호박을 안방에 굴려서 들여놓았다. 시어머니는 호박이 넝쿨째 들어왔다면서 며느리를 환영했다.

호박은 껍질, 잎, 씨앗까지 버릴 것 하나 없다. 영양 만점의 식재료이다. 호박은 여름에 따지 않고 밭에 그대로 두면 속은 노랗게 익고 크기는 커진다. 숙성될수록 영양소가 더욱 풍부해진다. 호박은 옛날부터 보관하기에 좋았다. 먹거리가 부족했던 시절부터 사랑을 받았다.

예로부터 '동짓날 늙은 호박을 먹으면 감기에 걸리지 않는다'는 말이 있다. 호박은 겨울 보약이다. 호박에는 비타민 A와 C가 함유되어 있다. 면역력 강화에 좋다. 호박에 풍부하게 함유된 베타카로틴은 항산화 성분이다. 몸속 세포를 손상하는 활성산소를 제거한다. 호박에는 마그네슘이 풍부하다. 꾸준히 먹으면 근육과 신경계가 이완된다. 호박씨에는 트립토판의 함량이 높다. 우울한 기분을 개선하고 숙면에 좋다. 호박에 함유된 비타민B 성분은 피로 회복에 효과가 있다.

"조그만 손이 얼음장 같더라."

지금도 큰이모 집 꿈을 자주 꾼다. 이제는 40년도 넘은 단독 주택이다. 담 넘어 멀리 바다가 보이고 뱃소리가 들리던 곳이다. 마당에는 작은 텃밭이 있었다. 어릴 적 큰이모 집에 자주 갔다. 엄마와 20살 차이가 나는 큰이모는 외할머니나 다름없었다. 방학이 시작되면 숙제와 읽을 책을 들고 찾아가는 곳이었다. 내가 성인이 되고 나서도 큰이모는 옛날 다섯 살짜리 나의 손발이 너무도 차서 놀랐다고 두고두고 말씀 하신다. 원래 아이들은 기초 체온이 높다. 활동량이 많기 때문이다. 그런데 나는 어려서부터 손발이 찼던 모양이다. 내가 큰이모 집에 갈 때마다 늙은 호박으로 큰 새알심을 듬뿍 넣은 호박죽을 만들어주셨다. 그 호박은 텃밭에서 가꾼 호박이었다.

호박을 먹으면 혈액순환이 촉진된다. 체온이 올라간다. 채소 중에서 혈액 순환에 좋은 비타민 E 함유율이 가장 높다. 지금까지 살면서 수십 번 호박죽을 먹었다. 직접 만들어 먹기도 했다. 그런데 큰이모가 만들어준 호박죽만큼 선명하고 깨끗한 색을 본 적이 없다. 맛은 물론이다. 어릴 때는 그저 달달하고 쫀득한 새알심을 건져 먹는 재미로 호박죽을 먹었다. 그런데 호박죽이 내 차가운 손발에 온기를 불어넣기 위한 큰이모의 따뜻한 마음이었다는 것을 나중에 알게 되었다. 내 수족 냉증의 최초 의사 선생님은 큰이모였는지 모르겠다.

지금은 아흔 살이 넘은 큰이모는 젊은 시절 같은 세대 다른 여성들보다도 키가 크고 몸도 날씬했다. 텃밭에서 나는 호박으로 다양한 요리를 해 먹어서일까? 별다른 관리를 하지 않았다. 늘 주름 없고 깨끗한 피부를 유지했다. 이모가 평생 다이어트로 고민하는 것을 본 적이 없다. 큰 병치레를 한 적도 없다.

호박은 칼로리가 낮다. 호박에는 펙틴이라는 식이섬유가 풍부하게 들어 있다. 적은 양으로도 포만감을 느낄 수 있다. 다른 식재료에 비해 소화 속도가 느리다. 공복감이 덜하여 다이어트에

도움이 된다. 장의 연동 운동을 촉진하여 변비에 좋다.

호박에는 칼륨이 많이 들어있다. 나트륨을 체외로 배출시켜 준다. 부기 제거에 효과적이다. 회복기 환자, 출산 후 산모가 부기를 빼기에 좋다. 호박에 함유된 비타민 E는 콜라겐 생성을 촉진해 피부를 젊게 유지한다. 호박에는 아연도 풍부하다. 아연은 모근을 보호하고 조기 탈모를 예방한다.

초등학교 6학년 겨울 방학이 시작되자마자 큰이모 집에 갔다. 따뜻한 방에 엎드려 '빙점'이라는 소설책을 읽기 시작했다. 이 소설은 내가 일본 문학을 좋아하고 일본 유학을 가게 된 계기가 되었다. 소설을 읽다 문득 창밖을 보니 비가 내린다. 나는 뭔가 큰일이라도 난 듯 호들갑을 떨었다. 그랬더니 큰이모는 '비가 올 수도 있지'라며 느긋하게 빨래를 걷으러 가는 채비를 했다. 그리고 호박죽을 만들어 먹자고 했다.

"그럴 수도 있지."

물이 얼기 시작할 때 또는 얼음이 녹기 시작할 때의 온도를 '빙점'이라고 한다. 어는 것과 녹는 것은 정반대인데 같은 말을 사용한다. 나의 마음 속에도 빙점이 있었던 것일까? 나의 마음도 얼었다 녹기를 반복하면서 성장했다. 얼어붙었던 내 몸과 마음에 온기를 불어넣어 주었던 것은 언제나 호박죽이었다. 그리고 '그럴 수도 있지'라는 한 마디였다. '그럴 수도 있지'는 큰이모의 말버릇이다. '그럴 수도 있지' 라고 생각하는 마음의 바탕에는 수용이 있다. 또한 눈앞에 닥치는 상황에 유연하게 대처하는 자세이다.

큰일이 터져도 다음날 아무 일 없었다는 듯 평정심을 유지하는 사람이 있다. 진짜 강한 사람은 무슨 일이 있어도 일상을 지키는 사람이다. 인생을 살다 보면 별의별 일이 생기기 마련이다. 일이 생겼을 때 일을 대하는 태도가 그 사람의 인생을 결정한다. 소설 빙점에는 '구름 위에는 언제나 태양이 빛나고 있다'는 구절이 나온다. 맑은 날에 먹구름 같은 일이 찾아왔다면 이렇게 생각해 보면 어떨까? 일곱 여덟이 괜찮으면 두셋은 좀 나쁠 수도 있는 거다. 이런 상황도 있는 거다. 저런 사람도 있는 거다. 인생에는 태양이 비칠 때도 있고 비가 올 때도 있는 거다. 그럴 수도 있는 거다.

호박죽은 소중한 시간을 선물한다

집에 돌아갈 때 큰이모는 언제나 호박죽을 엄마 편에 쥐어주셨다. 제일 큰 김치 통에 호박죽을 꾹꾹 눌러 담아 보자기에 싼 모습이 지금도 생생하다. 요리는 만드는 사람이나 먹는 사람 모두에게 특별한 의미를 불러일으킨다. 호박죽은 단순하지만 특별한 요리이다. 요리는 만드는 사람과 먹는 사람을 연결하는 소통의 통로이다. 따뜻한 죽 한 그릇이 마음을 달래주기도 한다. 요리에는 맛 이상 먹는 이의 마음을 움직이는 무엇인가가 있다.

호박죽을 먹을 때마다 뼛속으로 온기가 스며든다. 겨울날 포근한 담요 같다. 나는 초등학교 시절 키가 크고 말랐다. 가리는 음식이 많았다. 잔병치레가 잦았다. 어린 시절의 행복했던 때를 떠올리면 그때 먹었던 음식이 떠오른다. 호박죽은 늘 나에게 소중한 시간을 선물했다. 한 걸음 멈춰 서서 가족들과의 추억, 어린 시절의 나를 떠올리게 한다. 당시의 추억이 음식을 통해 되살아난다. 그때의 좋았던 기억이 더해져서 호박죽이 더 맛있게 느껴진다. 몸도 마음도 따뜻해지던 호박죽 한 그릇. 내 인생 최고의 음식이다.

달달한 맛이 생각날 때, 과자 빵 대신 따뜻한 호박죽 한 그릇으로 내 몸에 영양이 넝쿨째 굴러들어 오는 경험을 만끽해 보면 어떨까?

〔 새알 호박죽 〕

재료

단호박, 물, 찹쌀가루, 꿀, 소금

만드는 법

1. 단호박은 씨를 제거하고 대충 썬다.
2. 냄비에 단호박과 물을 넣어 센 불로 끓인다.
3. 끓기 시작하면 5분 더 센 불로 끓인다.
4. 중불로 낮춰 단호박이 푹 익을 때까지 끓인다.
5. 단호박이 푹 익기를 기다리는 동안 찹쌀가루, 끓는 물, 소금을 넣고 반죽하여 동그란 새알을 만든다.
6. 푹 익은 단호박에 찹쌀가루와 물을 섞어 블렌더로 간다.
7. 6에 물을 추가로 넣어 끓인다
8. 끓기 시작하면 새알을 넣고 저어 가면서 끓인다.
9. 걸쭉해지면 꿀, 소금을 넣어 간을 맞춘다.

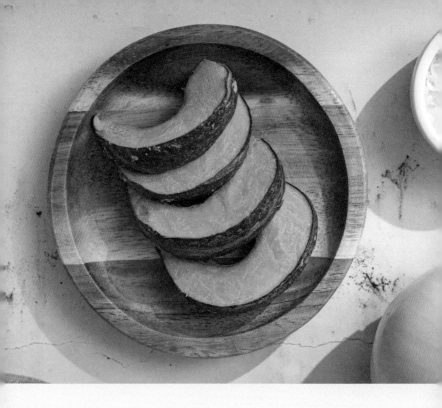

잠깐!

단호박을 구매하면 실온에 두어 후숙을 진행한다. 단호박을 실온보관 할 때는 밑둥이 위로 가고 꼭지는 아래로 향하도록 한다. 꼭지 부분 과육이 아래보다 상대적으로 두껍고 무겁기 때문이다. 단호박 실온보관기간은 2주 정도가 좋다. 냉장보관 하려면 익혀서 해야 한다. 익히지 않고 냉장 보관을 하게 되면 당도가 떨어질 수 있다. 단호박 냉장보관은 3~4일 정도가 좋다.

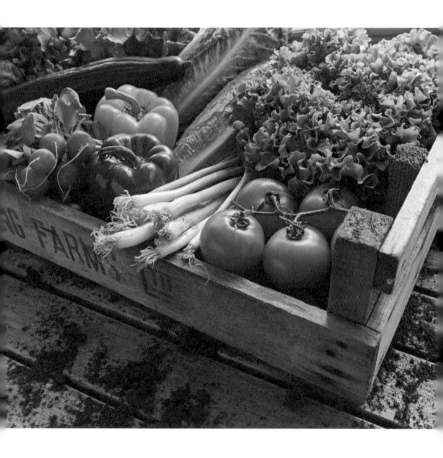

토마토는
건강 미인의 수호신이다

붉은 채소는 건강과 미용의 수호신이다

고등학교 시절 일본어 선생님은 창백할 정도로 새하얀 얼굴에 빨간 립스틱을 바르셨다. 그 모습이 인상 깊어 지금도 기억에 남는다. 빨간 립스틱은 여성의 얼굴에 생기를 불어넣고 표정을 더욱 돋보이게 만든다. 마찬가지로 빨간 채소도 요리에 색감을 더해 식욕을 자극한다. 특히 토마토는 대표적인 건강식품으로, "토마토가 빨갛게 익으면 의사 얼굴이 파래진다."는 유럽 속담이 있을 정도로 건강에 이롭다.

싱싱한 토마토 껍질은 반들반들 윤기가 난다. 이 빨간 껍질에는 강력한 항산화 성분이 들어 있어 노화를 방지한다. 식물에 포함된 빨강, 주황색, 노란색 피토케미컬을 카로티노이드라고 하는데, 토마토의 붉은 카로티노이드인 라이코펜은 활성산소를 배출해 세포를 젊게 유지해 준다.

토마토는 소금에 찍어 먹어야 한다?

맛도 좋고 건강에도 좋은 토마토는 인기가 많은 식재료이다. 당도가 낮고 시큼한 맛이 특징인데, 어렸을 때는 주로 설탕을 뿌려 먹었다. 그런데 내가 오랫동안 거주한 일본과 방글라데시에서는 토마토를 소금에 뿌려 먹었다. 토마토에는 비타민 B가 풍부하게 함유되어 있다. 비타민 B는 설탕과 만났을 때 체내에서 흡수되지 않는다. 설탕을 분해하는 데 사용된다. 영양 성분은 사라지고 당분만 높아진다. 반면, 토마토 안에는 칼륨이 많이 들어 있다. 칼륨은 소금에 많이 들어 있는 나트륨과 만났을 때 균형적으로 몸속으로 흡수된다. 또한 토마토는 비타민 C도 많이 함유하고 있다. 토마토에 소금을 뿌리면 비타민 C가 산화되는 것을 막는다. 또한 더 달고 맛있게 느껴진다.

"먹는 게 그게 뭐니?"

한국인 유학생 모임에서 L을 만났다. L은 공학도였다. 나보다 4살 위였다. 처음부터 친해진 것은 아니었다. 어느 날 집 근처 편의점을 나오다가 L을 만났다. 그녀는 다짜고짜 내 손에 들린 편의점 비닐봉지를 뒤적였다. 삼각김밥 2개, 커피 하나가 달랑 들어 있었다. 뜬금없이 남의 장바구니를 뒤지는 무례한 행동에 화가 났다. 그리고 L은 잔소리를 하기 시작했다. 먹는 거로 이렇게까지 혼나 보기는 처음이다. 그 후 L을 만나도 인사도 하는 둥 마는 둥 몇 개월을 서먹서먹하게 보냈다.

일본에는 1년에 두 번 신정, 골든 위크라는 긴 연휴가 있다. 그해 골든 위크에 나는 도쿄에 있었다. 그녀가 자기 집으로 나를 초대했다. 집 문을 열자마자 눈에 들어온 것은 집 한구석 천장

닿을 듯 말 듯 쌓여 있던 과학 잡지였다. 반대편에는 한국 책, 일본 책, 영어 책이 가득했다. 그녀는 독서광이었다. 인문학 소양을 갖춘 과학자였다. 레드 와인을 마시면서 철학서를 읽는 L은 멋있었다. 그녀로부터 와인도 배웠다. 물론 공짜는 없었다. 와인의 폴리페놀에 대해서 긴 강의를 들어야 했다.

L은 전형적인 아침형 인간이었다. 밤 9시에 잠자리에 들었다. 새벽 3시에 일어났다. 아침에 일어나면 먼저 자신을 위한 요리를 한다. 그러고 나서 학교 실험실로 간다. 오후 3시에 집에 돌아와서 또 자신을 위한 요리를 한다. L은 음식에 자신을 위한 사랑이 있어야 한다고 했다. L에게 있어 음식은 단지 배를 채우고 미각을 충족시키는 용도가 아니었다. 마음을 치유하는 힐링제였다. 나를 돌볼 때는 부모의 마음으로 해야 한다. 사랑을 주며 에너지를 주는 좋은 음식을 준다. 태교하듯 스스로를 그렇게 돌보는 것이다. 그때야 그날 그녀가 왜 그렇게 화를 냈는지도 알게 되었다.

굴라시를 먹으면 토마토의 많은 영양분을 섭취할 수 있다

L은 내가 방문 한 날 붉은 토마토를 듬뿍 넣은 빨간 수프를 만들어 주었다. 이름은 굴라시였다. 굴라시는 헝가리 대표 음식이다. 후추, 월계수 잎, 파프리카 가루 등의 향신료에 재운 소고기를 당근, 양파, 감자와 같은 각종 채소와 함께 볶는다. 그런 다음 토마토와 와인을 넣고 푹 끓여 만든 음식이다. 굴라시에는 파프리카 가루가 들어간다. 파프리카는 헝가리에서 몸을 따뜻하게 하는 향신료로 주로 쓰이고 있다.

토마토는 어떻게 먹느냐에 따라 체내 흡수율이 크게 달라진다. 생으로 먹거나 주스로 갈아 먹으면 체내 흡수율이 낮다. 가열해서 먹어야 많은 영양소를 섭취할 수 있다. 토마토의 라이코펜 성분은 가열하면 그 양이 배로 증가한다. 가열하면 세포벽이 파괴되어 라이코펜이 녹아 나오기 쉽다. 그래서 토마토를 스튜나 수프로 만들어 먹으면 영양소를 제대로 섭취할 수 있다. 주스로 마실 때에도 토마토를 익힌 후에 믹서기에 간다.

올리브유에 토마토를 살짝 볶아서 먹는 것도 좋다. 라이코펜은 지용성 비타민으로, 지방과 함께 섭취하면 흡수율이 몇 배나 높아진다. 올리브유와 함께 조리하면 토마토의 감칠맛과 올리브유의 풍미가 조화롭게 어우러져 맛을 더한다.

'어? 굴라시? L 선배가 만들어 준 건데'

그리고 나서 꽤 시간이 흘렀다. 어느 TV 프로그램에서 국제결혼한 여성의 출산 이야기가 나왔다. 산모가 미역국에 질릴 때쯤, 헝가리 출신 시어머니는 고국의 수프인 굴라시를 끓여주는 장면이 인상 깊었다. 그 방송을 본 나는 처음으로 굴라시를 직접 만들어보았다. 준비된 식재료를 쓱 쓱쓱 썰어, 지글지글 볶아, 보글보글 끓였더니 어느새 완성 된다. 너무 쉽다. 그리고 맛있다. 몸도 따뜻해진다. 내가 만든 굴라시는 와인도 넣지 않았다. 헝가리 전통 스타일이라기보다는 무늬만 굴라시일지도 모른다.

토마토에는 여성을 아름답게 만드는 영양소가 가득 들어 있다. 토마토의 비타민 C는 피부미용에 좋다. 기미 예방에 효과적이다. 지속해서 섭취하면 피부 톤을 밝게 할 수 있다. 유방암, 전립선암, 소화기 계통의 암을 예방하는 효과가 있다. 라이코펜은 혈액 속의 나쁜 콜레스테롤을 억제한다. 심혈관 질환을 예방한다.

'산소마스크는 내가 먼저 써야 한다'

직업상 비행기를 자주 탄다. 비행기를 타면 가장 먼저 기내 안전 영상이나 승무원 안전 브리핑을 보게 된다. 이 브리핑에서는 항공기 사고 시 행동 요령이 안내된다. 특히 비상 상황에서 산소마스크가 내려오면 보호자가 먼저 마스크를 착용하고 그다음에 어린이나 노약자를 도와야 한다고 설명한다.

왜 어린이와 노약자가 아닌 보호자가 먼저 산소마스크를 써야 하는 걸까? 높은 고도에서 문제가 발생하면 몇십 초 내로 정신을 잃을 수 있다. 따라서 보호자가 먼저 산소마스크를 착용해야만 자신이 의식을 유지하고, 그 상태에서 어린이와 노약자를 도울 수 있다.

나를 가장 최우선 순위에 두는 일은 이기적인 마음이 아니라 이타적인 마음일 수도 있다. 나를 사랑하면 할수록 타인에 대한 배려도 깊다. 내가 소중한 만큼 남도 소중하다는 것을 저절로 알게 된다. 타인을 함부로 대하는 사람은 이기적이라는 가면을 쓰고 사실은 스스로를 소중히 하지 않고 있을 수도 있다.

L은 나 자신이 가장 중요하다고 늘 강조했다. 큰일이 있을 때마다 내 우주의 중심에 나를 두기 시작하니 문제들은 단순해졌다. L의 사고관은 그 후 내 생활과 인생에 많은 영향을 끼쳤다. 붉은 토마토를 보면 L이 생각이 난다. 그리고 그런 날이면 어김없이 굴라시를 만든다. 붉은 수호신이 나를 지켜주는 것 같아 왠지 마음이 든든해진다.

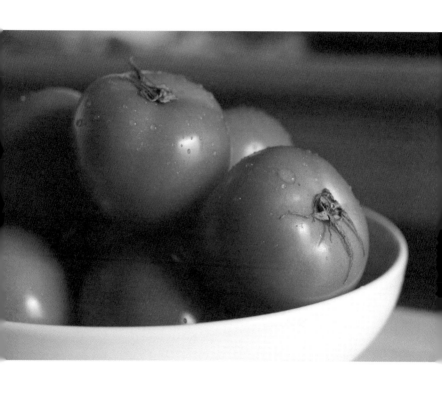

〔 토마토 굴라쉬 〕

재료

소고기*, 당근, 양배추, 감자, 양파, 샐러리**, 토마토, 올리브유,
카레*** 조금, 소금, 파슬리, 후추

만드는 법

1. 냄비에 소고기를 넣고 올리브오일 혹은 천연 버터로 볶는다.
2. 고기가 익으면 양파, 양배추, 당근, 감자를 넣는다. 양파가 투명해질 때까지
   볶는다.
3. 야채가 익으면 물, 토마토, 카레 혹은 향신료를 넣고 15분 끓여서 완성한다.

*	소고기는 국거리용으로 잘라서 파는 것을 사용하면 간편하다.
**	야채는 본인이 좋아하는 것으로 변경해도 좋다. 단 다이어트에 진심이라면 샐러리를 꼭 넣는다.
***	시판 카레도 OK, 강황 등 향신료로 직접 만들면 더욱 좋다.

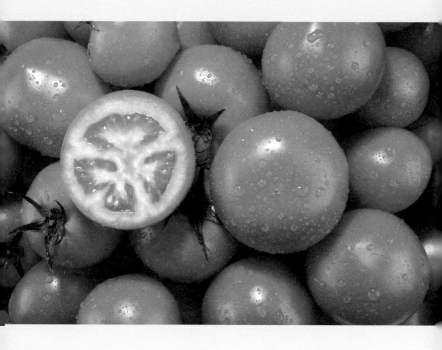

잠깐!

생선조림에 토마토를 넣으면 누린내를 제거할 수 있다. 체내에 토마토의 라이코펜이 잘 흡수되게 하려면 끓이거나 잘게 으깨어 요리하는 것이 좋다. 라이코펜은 활성산소를 제거하는 비타민 E과 만났을 때 흡수율이 높아진다. 올리브오일과 함께 먹으면 체내 흡수력이 높아진다.

독일김치는
영양의 보고이다

양배추는 가난한 자들의 의사이다

예로부터 양배추를 가난한 자들의 의사라고 했다. 양배추는 서양 3대 장수식품 중의 하나이다. 양배추는 1년 내내 마트에서 쉽게 구할 수 있다. 가격이 비교적 저렴하다. 언제나 간편하게 먹을 수 있다. 양배추에는 다양한 비타민과 미네랄이 많이 함유되어 있다. 하루에 양배추 한 접시를 먹으면 혈중 콜레스테롤 수치가 낮아진다. 식이섬유가 풍부하고 혈당을 낮춘다. 양배추에는 탄수화물을 분해하는 효소가 많이 함유되어 있다. 탄수화물과 양배추를 함께 먹으면 소화가 촉진된다. 다이어트 효과도 있다. 미국 미시간 주립대의 조사에서는 주 3회 이상 양배추를 먹은 여성은 그렇지 않은 여성에 비해 유방암에 걸린 확률이 72%나 낮았다.

양배추는 말 그대로 서'양'에서 들어 온 '배추'이다. 서양에서는 숙취로 식초에 절인 양배추 피클을 많이 먹는다. 로마 정치가 카토는 양배추 신봉자였다. 매일 식초와 함께 양배추를 먹었다. 그는 80년 넘게 살았다. 수학자 피타고라스는 양배추를 일곱 가지 축복이 담긴 채소라고 했다. 양배추에는 차갑고 따뜻하고 습하고 건조하며 달콤하고 쓰며 신맛이 들어 있다. 서양에서는 고대 로마 시대부터 양배추는 전쟁 필수품이었다. 군인들은 양배추를 먹으며 전쟁 했다. 양배추로 수프를 끓여먹고 원기를 회복했다.

또한 양배추에는 항바이러스 성분이 있다. 구급약품으로 쓰이기도 했다. 대항해 시대에 바다를 가르는 배의 식품 창고에도 양배추절임은 빠지지 않았다. 오랫동안 바다를 항해 하면 비타민 C가 부족하게 된다. 이때 양배추절임은 훌륭한 비타민 C 공급원이 되었다. 소금에 절인 발효식품이라 저장도 쉬웠다.

"독일에서도 김장하나요?"

도쿄에서 살 때 같은 동네에 살던 D라는 독일 여성이 있었다. 태어나서 처음으로 서양 여성이랑 친구가 되었다. 조막만한 얼굴에 큰 눈, 오똑한 코가 신기했다. 영어 적당히 섞어 더듬 더듬 말하는 일본어가 참 귀엽다고 생각했다. D는 도쿄의 한 대학에서 독일어를 가르치고 있었다. 항상 편안하고 릴렉스한 모습이었다. 반면 일을 할 때는 무섭게 집중했다.

훗날 알게 된 것이지만 D의 비밀은 독일인의 지혜 아우토겐 Autogen 에 있었다. 아우토겐은 1920년대 독일에서 만들어진 몸의 이완을 통한 스트레스 해소법이다. 나는 쓸데없는 물건이 꽉

들어찬 오래된 창고 같았다. 잘 즐기면서 잘 쉬고 일도 잘하는 D가 부러웠다. 어느 날 그녀가 양배추를 대량 구입하여 절임을 담는 것을 보았다. 독일도 한국처럼 김장하는 것일까? 깜짝 놀랐다. 채 썬 양배추를 꽤 많은 용기에 꾹꾹 눌러 담고 있었다.

나는 일본 문학을 전공을 하기 위해 일본에 갔다. 그런데 우연히 전공을 사회과학으로 바꿨다. 생활은 일본어로 하는데 공부는 영어로 해야 했다. 논문을 쓰고 필드 워크를 하기 위해서는 방글라데시 언어인 벵골어가 필요했다. 새로운 학문에의 불안, 지도 교수님과의 관계 그리고 언어 스트레스 등 20대는 질풍노도의 시기였다. 몇 년간은 정말 스트레스 속에서 보냈다. 늘 속이 더부룩했다. 소화가 잘되지 않았다. 그때 D가 만들어 준 것이 바로 독일 사우트크라우트이다.

사우어크라우트는 독일식 김치이다
사우어크라우트는 '사우어'는 시다, '크라우트'는 양배추란 뜻이다. 사우어크라우트는 양배추와 소금만 있으면 만들 수 있다. 사우어크라우트는 양배추를 발효시킨 독일식 김치이다. 양배추가 발효 숙성하여 자연스럽게 신 맛이 난다. D는 독일식 소시지, 고기 요리에 사우어크라우트를 곁들여 주었다. 사우어크라우트의 신맛이 육류의 기름진 맛을 잘 정리해 준다.

사우어크라우트는 끓여 먹기도 한다. 독일 국경과 인접한 지방에서는 사우어크라우트와 소시지, 베이컨, 각종 채소 등을 넣고 끓여 수프처럼 먹는다. 지역마다 맛도 조금씩 다르다. 절일 때 쓰는 향신료가 다르기 때문이다. 먹는 방법도 다르다. 동부와 북부에서는 피클처럼 차게 해 먹는다. 서부와 남부에서는 따뜻하게 해서 먹는다.

사우어크라우트는 젖산, 비타민 A, B, C, 그리고 무기질이 풍부하다. 사우어크라우트를 만들 때 양배추에 존재하는 유산균은 발효하면서 증식한다. 양배추에는 비타민 U가 풍부하다.

미국의 한 대학에서 위궤양 환자에게 양배추 즙을 줬더니 위 궤양이 치료되었다는 연구가 있다. 비타민 U는 아미노산의 일 종으로, 단백질 합성을 촉진하고 위 점막을 보호하는 역할을 한다.

그러나 양배추는 황화합물과 불용성 식이섬유를 포함하고 있어 생으로 먹으면 배에 가스가 차기도 한다. 이러한 성분이 발효 과정을 거치면 불편감이 덜해진다. 양배추는 생으로 먹는 것보다 발효시켜 먹는 편이 더 효과적이다. 발효 과정에서 생성된 식물성 유산균은 장내 유익균을 늘리고 장내 환경을 건강하게 만든다. 또한 장을 청소하여 배변 활동을 돕는다.

그로부터 십수 년 뒤 친구와 남해 독일 마을로 여행을 갔다. 식당에서 사우어크라우트가 나왔다. D를 만난 것만큼이나 반가웠다. 독일 전통 핫도그에 노릇하게 구운 수제 소시지와 사우어크라우트가 들어가 있었다. 독일식 족발인 슈바인학센에 사우어크라우트를 먹었다. 독일에서 유학한 친구는 독일에서는 라면을 먹을 때 김치 대용으로 사우어크라우트를 먹는다고 했다. 가난한 유학생에게 사우어크라우트는 괜찮은 김치 대용제였을까? 요즘은 세계 어딜 가도 김치를 구할 수 있다. 그런데 김치에 비해 사우어크라우트가 훨씬 저렴하다.

진실을 향한 분노는 힘이 된다

그 후 나는 몇몇 독일 여성들과 일을 하기도 했다. 독일 여성들은 대체로 강인하고 단호하며, 지적이고 유머 감각이 풍부했다. 일과 타인에 대한 평가에 있어서는 직설적이면서도 이성적이다. 그렇지만 상대에 대한 칭찬 역시 진심과 객관성을 꾹꾹 눌러 담아 하기 때문에 신뢰가 간다.

당시 D에게 고민을 털어놓으면 무조건 내가 잘못되었다고 했다. 서양 여성들의 강인함 뒤에 숨겨진 직설적인 면이 불편하기도 했다. 그녀와 토론이라도 시작하면 깊은 상처를 받았다.

서구 사회 개인주의적 문화로 사람들과 깊은 정서적 유대를 쌓지 못했다고 생각했다. 문화 차이라고 단정 지어버렸다. 하지만 나중에 많은 경험을 하고 나서 알게 되었다. 그건 문화의 차이가 아니라 사람에 대한 내 이해가 부족했던 것뿐이다.

그녀의 조언이나 칭찬은 대부분 진실이었다. 사우어크라우트를 발효 용기에 꾹꾹 눌러 담듯 본인의 진심을 무한히 눌러 담고 있었다. 그 시절 나는 그냥 남 탓만 하고 있었던 것은 아니었을까? 인생의 몇 번의 터닝 포인트를 맞이하면서 그녀의 말을 이해하기 시작했다. 이제는 안다. 안 좋은 일이 꼭 안 좋은 결과로 이어지는 것은 아니다.

양배추를 볼 때마다 진실을 정확히 이야기해 주던 그녀가 생각난다.

〔 사우어크라우트 〕

재료

양배추, 당근, 소금, 월계수 잎 혹은 통후추

만드는 법

1. 심을 없앤 양배추를 씻는다. 물기를 뺀 뒤 가늘게 채 썬다.
2. 채 썬 양배추에 소금과 향신료를 뿌려 넣고 빡빡 주물러서 뒤섞는다. 2시간
   정도 절인다.
3. 절인 양배추와 당근을 소독한 밀폐 용기에 꾹꾹 눌러 담은 뒤 월계수 잎을
   올린다.
4. 서늘한 실온에서 공기를 차단하고 7일 정도 숙성시킨 후 냉장고에 넣어 보
   관한다.

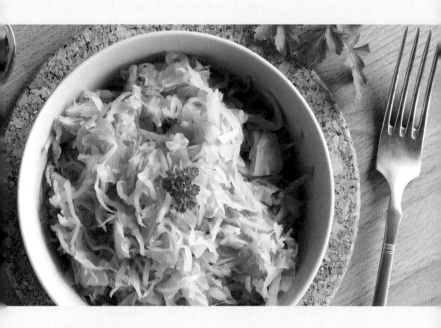

잠깐!

양배추는 겉잎이 두껍고 선명한 녹색을 띠는 것을 고른다. 잎맥이 좌우 대칭으로 퍼져있는 것이 좋다. 속이 꽉 차 있고 윤기가 흐르며 무게감 있는 것이 싱싱하다. 썬 양배추는 물에 오래 담가두면 비타민이 빠져나가기 때문에 재빨리 씻는 것이 좋다.

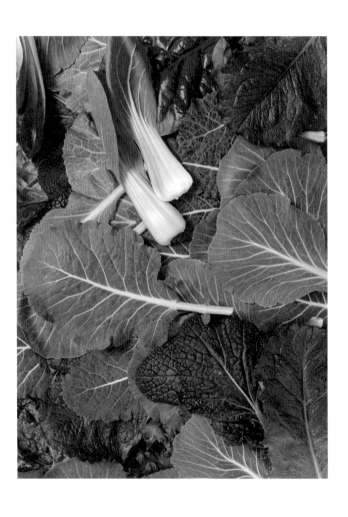

초록에는
힘이 있다

초록에는 힘이 있다

인간은 초목, 동물과의 연결을 본능적으로 갈구하는 녹색갈증이 있다. 우리는 늘 새로운 것을 찾아 나섰다. 그렇지만 우리가 결국 편안함을 느끼며 일상을 위로받는 대상은 자연이었다. 코로나19를 겪으며 사람들은 도시 속 감염 공포에서 벗어나 드넓은 자연을 찾아 나섰다. 숲속으로 캠핑을 떠났다. 집 안 곳곳에 푸른 식물을 두는 플랜테리어가 인기를 끌고 있다.

옥상과 베란다에 텃밭을 가꾸며 정서적 안정을 찾는 사람들도 늘고 있다. 질 좋고 청정한 녹색 채소류는 비타민과 미네랄이 많은 음식 중의 하나이다. 비타민과 미네랄은 우리 몸의 윤활유와 같다. 체내 대사를 원활하게 한다. 체내 대사가 좋으면 몸에 가해지는 부담도 적어진다. 이것이 바로 녹색 채소의 효과이다.

E 씨는 방글라데시 다카에서 게스트 하우스와 일본 음식점을 운영했다. 그녀의 식당은 내가 근무하던 회사 사무실에서 도보로 10분 거리였다. 퇴근 후 간단한 식사를 하거나 그녀와 이야기가 하고 싶을 때 자주 갔다. 일본 드라마 심야식당과 같이 계란말이, 오니기리, 야키소바 등 먹고 싶은 일본 가정식을 말하면 금방 만들어 주었다. 요리와 음식을 제공하는 것은 마음의 문을 열었다는 신호일까? 그곳에 처음 갔을 때 E 씨가 만들어준 계란말이를 먹고 울컥했다. 음식은 감정이 깃들어 있을 때 그 맛이 배가 되는 것일까? E 씨가 만들어 준 음식은 정성

이 들어간 소울 푸드였다.

"너무 애쓴다."

그런데 소울 푸드 앞에서도 나는 많이 먹지 못했다. 소화가 잘
되지 않았기 때문이다. 그녀는 안타까워했다. 성격이 급한 탓
일까? 불안도가 높은 탓일까? 일이나 관계에서 문제가 생기
면 전전긍긍 했다. 상대를 제대로 이해시켰다는 생각이 들지
않으면 앞으로 나아가지 못했다. 고민이 생기면 늘 몸에 신호
가 왔다. 잘 먹지 못했다. 물먹은 솜처럼 몸이 무거웠다. 어느
날 E 씨가 커피믹스 스틱 크기의 초록색 분말을 건넨다. 일본
에서 온 손님이 가져온 거란다. 그러면서 채우는 것 못지않게
'비워 내는 일'도 중요하다고 했다.

그 초록색의 정체는 녹즙 분말, 아오지루였다. 아오지루는 일
본식 녹즙이다. 일본 건강식품 중 가장 인기가 많다. 케일, 보
리싹, 클로렐라 등을 주재료로 한다. 아침 식사대용으로 간단

하게 마실 수 있다. 아오지루에는 녹색 채소의 식이섬유가 풍부하다. 장내 노폐물을 배출시켜 주어 변비를 해소한다. 신진대사와 체지방 감소에 좋다. 아오지루를 마시면 건강하게 날씬해질 수 있다.

제 2차 세계 대전 중 먹을거리가 부족했다. 일본의 한 대학 교수는 동물들이 나뭇잎만 먹고도 건강하게 산다는 사실을 떠올렸다. 집 근처 들풀을 수거해 그늘에서 말려 먹기 시작했다. 그 결과, 가족들의 건강이 좋아졌다.

그 후 이 교수는 군의관이 되었고, 영양실조로 약해진 병사들에게 들풀을 맷돌에 갈아 만든 녹즙을 제공했다. 이 녹즙은 병사들의 원기를 회복시켰다. 녹즙은 병원식과 학교 급식에 보급되었으며, 반응이 좋았다. 이를 통해 건강하게 살아가기 위해서는 녹색 잎채소를 많이 먹는 것이 중요하다는 사실이 확인되었다.

하지만 실제로 먹을 수 있는 양에는 한계가 있다. 그래서 그전까지 버려지던 녹색 잎을 건조하여 즙으로 만든 것이 아오지루라는 이름을 가지게 되었다.

그린 스무디로 몸과 마음을 비우다

그 후 코로나19로 귀국하고 재택근무를 시작했다. 불규칙한 식습관으로 장 건강이 나빠졌다. 그린 스무디를 마시기 시작했다. 엽록소가 들어간 녹색 채소는 체내 독소 제거에 좋다. 비타민과 미네랄을 듬뿍 섭취할 수 있다. 우리 몸은 독소가 쌓이면 면역력이 약해진다. 여러 질병에 쉽게 노출된다. 또한 암 발병률도 높아진다. 그린 스무디는 다이어트에도 좋고 혈액 순환에도 좋다.

그린 스무디에 이용하기 좋은 채소는 케일이다. 케일은 칼로리는 낮고 식이섬유가 풍부하다. 다이어트에 좋다. 케일은 녹황색 채소 중 베타카로틴 함량이 가장 높다. 비타민 C, K도 풍부하다. 우유보다 칼슘이 50%나 많다. 오렌지보다 비타민 C가 3배 많다. 달걀보다 엽산이 4배 더 많다.

일본 교수가 발견하고 활용한 것은 녹즙이다. 내가 섭취한 것은 그린 스무디이다. 녹즙과 그린 스무디의 차이는 무엇일까? 녹즙은 원래 케일 등의 잎채소만 짜낸 즙으로 건강을 위해 마신 것이다. 그린 스무디는 믹서기에 녹황색 채소, 과일, 물을 넣어 만든다. 우유나 요구르트 등 유제품을 첨가하기도 한다. 요즘에는 녹즙에 맛을 위해 과일을 더하기도 한다. 그린 스무디 효과와 크게 다르지 않다. 내가 그린 스무디를 선택한 이유는 녹색 채소와 과일을 넣어 믹서기에 갈기만 하면 되었기 때문이다. 편리했다.

그린 스무디는 아침에 일어나자마자 마시는 것이 좋다. 공복일 때 체내에 영양분이 잘 흡수되기 때문이다. 기상하자마자 섭취했더니 배변에 좋았다. 녹색 채소에 든 식이섬유가 장운동을 촉진해 독소를 배출시키기 때문이다. 영양소가 풍부해 배도 고프지 않았다. 그런데 녹색 채소만으로는 그린 스무디는 마시기 쉽지 않다. 이럴 때 파인애플 등을 섞어 먹으면 마시기가 한결 수월해진다. 물 대신 코코넛 워터, 요구르트를 넣으면 또 다른 풍미를 느낄 수 있다.

'비워야 새로운 것으로 채워진다.'

돌이켜 보면 방글라데시는 시간이 천천히 흐르던 곳이었다. 그런데 나는 그곳에서 사는 내내 허둥지둥 바쁜 하루를 소화하는 데 급급했다. 쌓인 일 때문이었을까? 시간을 느긋하게 느낄만한 마음의 여유가 없었다. E씨는 낯선 사람일지라도 상대의 이야기를 온전히 들어주었다. 마치 내일인 것처럼 함께 안타까워했다. 방글라데시의 가난하고 소외된 어린이들을 식당에 초대하는 파티도 자주 했다. 목적 없는 친절이 사람 사는 냄새를 느끼게 했다.

나는 그동안 자기 계발이라고 하는 그럴듯한 명목 아래 시간, 돈, 에너지를 투자하면서 뭔가 계속 더해야 한다고 생각했다. 그린 스무디로 몸을 비우고 나서 정화를 시작했다. 차분하고 고요하게 내 마음을 들여다보았다. 그리고 정리를 시작했다. 대청소, 버리기, 식습관, 생활 습관 등 나를 둘러싼 모든 것을 바꾸기 시작했다. 언젠가 쓸 거라고 하고 나둔 가전제품, 입지 않은 옷, 유효 시간이 지난 서류 등을 버리고 또 버렸다. 서서히 내 마음이 불편한 일은 하지 않았다. 내 마음이 원하지 않는 사람도 만나지 않았다. 내게 맞는 환경을 나 스스로 세팅했다. 그런데 몸을 비우는 것뿐만 아니라 삶을 비우니 비로소 보이는 것이 있었다. 비로소 다가오는 사람이 있었다.

'내가 정말 원하는 것일까?'
요즘은 어떤 것을 하기 전에 스스로에게 질문부터 해 본다. 스스로를 위한 좋은 선택과 결정을 하기 위해서는 내가 진정으로 원하는 것이 무엇인지 알아야 한다. 그러기 위해서는 내 안의 나답지 않은 것들을 정기적으로 비워내야 한다.

초록의 힘으로 하루를 비워보자. 새로운 것이 채워질 것이다.

(그린 스무디)

재료

샐러리, 케일, 바나나 혹은 사과 혹은 파인애플, 코코넛 워터

만드는 법

1. 샐러리, 과일, 케일을 먹기 좋은 크기로 자른다.
2. 샐러리, 과일, 케일 순으로 믹서기에 넣어 곱게 간다.

잠깐!

그린 스무디에 좋은 채소는 케일 등 녹색 잎 채소이다. 뿌리채소는 사용하지 않는다. 뿌리채소의
전분질이 소화에 좋지 않기 때문이다. 소화율이 좋지 않으면 채소의 영양도 제대로 흡수되지 않
고 장내 환경이 나빠져 가스가 발생하기 쉽다.

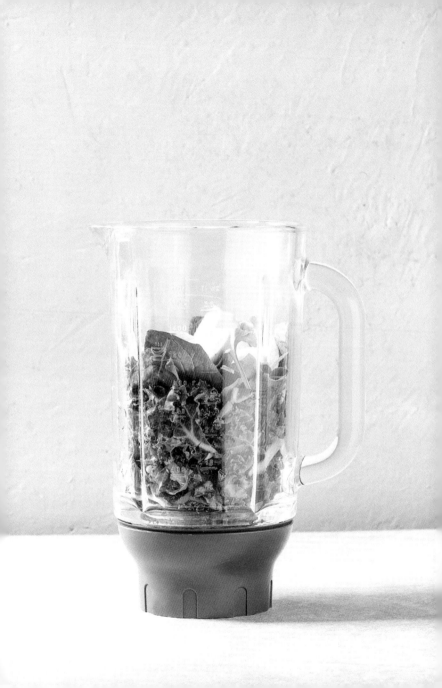

건강 미인은
사과를 껍질째 먹는다

중국인들은 크리스마스에 사과를 선물로 준다

도교의 영향일까? 옛 중국 사람들은 사과를 신선의 과일로 여겼다. 사과는 평안을 상징하기도 한다. 사과는 중국어로 핑구어苹果, Píngguǒ라고 부른다. 여기에 쓰인 '평苹' 자는 평안하다는 뜻을 담고 있기 때문에 중국에서는 크리스마스에 평안을 기원하는 의미로 사과를 주고받는다. 게다가 중국 사람들이 가장 좋아하는 색깔은 빨간색이다. 즉, 사과는 붉은색과 평화를 포함한 과일이다. 사과는 중국인에게 딱 맞는 과일이 아닐까?

"한국인이세요?"

방글라데시 다카에 갈 때는 늘 방콕에서 환승한다. X를 만난 건 십수년 전 어느 크리스마스이브 날이다. 다카 행 비행기 안에서 그녀를 처음 봤다. 방콕 다카 노선은 서울에서 도쿄를 가는 것만큼 가까웠다. 비행기를 타자마자 기내식이 나왔다. 내 옆에 앉은 그녀가 말을 걸어왔다. 한국 드라마를 즐겨 본다는 그녀와 이런저런 이야기를 하다 보니 벌써 이륙할 시간이 되었다.

그녀의 수화물이 먼저 나왔다. 그녀는 캐리어에서 꺼낸 사과를 나에게 주었다. 꼭 다시 보자며 이메일 주소도 교환했다. 그리고 공항에서 헤어졌다. 그런데 나는 다카에 있는 동안 그녀의 이메일 주소가 적혀있던 메모지를 분실했다. 그녀와 연락이 닿을 방법이 없어지자 너무 아쉬웠다. 그런데 기적적이게도 딱 2주 후에 그녀에게서 메일이 왔다. 방콕에 꼭 한번 놀러 오라고 말이다.

그 이듬해 크리스마스 때 그녀는 정말 방콕으로 나를 초대했다. 그녀의 조부모님은 중국 남부지방 출신이고 그녀는 중국계 태국인이다. 부모님은 방콕 시내에서 식당을 운영하고 있었다. 크리스마스이브에 거울을 보고 사과를 깎으면 미래의 배우자를 볼 수 있다는 재미있는 이야기도 들려주셨다. X의 가족들에게는 사람을 기분 좋게 하는 친절과 유머가 있었다. 무엇보다 상대를 대하는 정성스러운 태도가 인상적이었다.

그녀는 밥을 먹을 때마다 마치 어린 딸에게 하듯 새우도 생선도 모두 먹기 좋게 껍질, 가시를 발라내 접시에 얹어 주었다. 방콕 슈퍼에는 사과의 종류가 다양했다. 수입되어 온 나라들도 제각각이다. 크기도 다양해서 좋은 채소를 사는 만큼이나 사과를 고르는 것도 쉽지 않았다. 그녀 부모님은 저렴하지도 않은 사과를 내가 묵은 호텔 방에 한가득 넣어주셨다.

하루 사과 하나이면 의사가 필요없다

사과는 오랫동안 인류와 함께 해 왔다. 예부터 민간요법을 위한 식재료로 많이 쓰였다. 동의보감에 의하면 사과는 허약한 위장을 보호한다. 체했을 때 사과즙을 먹으면 좋다. 중국에서는 사과를 마술의 과일이라고 했다.

사과 한 개에는 다양한 영양성분이 포함되어 있다. 하루 사과 하나면 의사가 필요 없다는 서양 속담이 있다. 아침 사과는 금이라는 말을 자주 듣는다. 아침에 사과를 먹으라고 하는 이유는 무엇일까? 사과에는 섬유질, 펙틴 성분이 많기 때문이다. 섬유질과 펙틴 성분은 장 활동을 돕는다.

그런데 빈속에 사과를 먹으면 식이섬유 때문에 위장 운동이 활발해진다. 위산 분비가 촉진된다. 이때 속이 부글부글 끓거나 설사를 하는 사람들은 계피와 함께 사과를 구워 먹으면 좋다. 계피는 세계 3대 향신료 중의 하나이다. 계피에는 항산화 작용, 살균 작용이 있다. 혈행도 촉진한다. 또한 계피는 위장 운동을 촉진해서 가스를 배출한다. 위장 점막을 자극해서 소화를 돕는다. 따뜻한 성질의 계핏가루를 뿌리면 사과의 단맛은 더 강해진다. 혈당 관리에도 좋다.

"껍질째 먹어야지."

사과를 먹을 때는 껍질째 먹어야 제대로 먹는 것이다. 그전까지 나는 사과를 꼭 깎아서 먹었다. X를 만나고 사과는 껍질째 먹는다는 것을 알았다. 사과 하나를 통째로 먹으면 완전 영양소를 섭취할 수 있다. 사과 껍질 또한 약이 된다. 한약재로 쓰이며 평과피(苹果皮)라고 부른다. 그도 그럴 것이 사과 껍질에는 과육보다 3~5배 이상의 항산화 성분이 있다. 사과 껍질에 있는 폴리페놀은 노화의 원인이 되는 활성산소를 제거한다.

우리가 보통 알고 있는 지방은 하얀 지방이다. 하얀 지방은 과잉 에너지를 저장하는 역할을 한다. 반면, 갈색 지방은 체온을 유지해 주고 지방을 분해한다. 갈색 지방이 많을수록 체중 조절에 유리하다. 사과 껍질에는 우르솔산이 많이 들어 있다. 우르솔산은 몸속의 근육을 증가시키고 갈색 지방을 활성화한다. 우르솔산은 많은 식물에서 발견되지만, 과일 중에서는 사과 껍질에 가장 많이 포함되어 있다.

사과 껍질에는 식이섬유도 풍부하다. 보통 1개의 사과 껍질에 들어 있는 식이섬유는 양배추 1통에 들어 있는 식이섬유와 같다. 사과를 껍질째 먹기 어려울 때는 통째로 즙을 만들어 마신다. 사과와 당근을 함께 갈아 마시면 영양뿐만 아니라 맛도 한결 좋아진다.

모르는 누군가를 위해 한 그루의 사과나무를 심겠다

X와 나는 비행기에서 잠깐 이야기를 나눴을 뿐이다. 그녀는 정말 나에게 연락했다. 약속대로 나를 초대했다. 그리고 정성스럽게 대접해 주었다. 이 만남을 계기로 내 생활의 모토는

'오늘도 정성스럽게'가 되었다. 일에서도 관계에서도 늘 뜨겁지도 차갑지도 않았던 어중간한 마음은 항상 여운을 남겼다. 성의 없는 태도를 나 자신이 알 정도이면 상대에게는 이미 들켜버렸을 가능성이 크다. 그 후 성의 없는 태도를 가장 경계하게 되었다. 갈등에는 여러 가지 이유가 있다. 상대방의 성의 없음이 가장 큰 자리를 차지한다.

X의 집을 다녀와서 1년 후 2011년 일본 동북아 대지진 현장에 봉사 활동을 갔다. 지진 피해를 본 현지 사람들이 자기네들보다 더 피해를 본 사람들을 위해 봉사 활동을 하고 있었다. 나도 내 주변의 소중한 사람들에게 귀한 시간을 선물하고 싶어졌다.

나는 운이 좋게도 여러 나라의 여러 사람에게서 많은 것을 받았다. 처음에 받기만 할 때는 이렇게 받기만 해도 될까 불편한 마음이기도 했다. 그런데 이제는 안다. 내가 받은 것을 나에게 준 그 사람에게 꼭 되돌려 주지 않아도 된다. 내가 줄 수 있는 또 다른 사람에게 돌려주면 된다. 그때부터 기쁘게 받고 기쁘게 줄려고 마음먹었다. 결국 모든 것은 순환하기 때문이다. 앞으로도 성의 없는 태도 해이해진 내 마음을 경계하며 주려면 제대로 주고 하려면 제대로 하고 싶다.

오늘날 사과는 혁신을 상징하는 세계적인 회사의 로고로 유명하다. 사과를 한 입 베어 문 이미지는 영감의 원천이다. 나에게 있어 사과는 정성과 성의의 상징이다. 아침마다 빨간 사과를 흐르는 물에 뽀드득 씻어서 껍질째 한 입 베어 물때면 X가 생각난다. 내가 받았던 정성과 친절을 누군가에게 돌려주고 싶어진다.

〔 사과 계피 구이 〕

재료

사과, 계핏가루

만드는 법

1. 사과를 4등분하여 5mm 정도의 두께로 슬라이스 한다.

2. 마른 팬에 1~2분 정도 살짝 굽는다.

2. 계핏가루를 살짝 뿌린다.

잠깐!

사과는 껍질이 매끈한 것보다 거친 것이 싱싱하다. 잔류 농약이 걱정 된다면 물기 묻은 사과에
베이킹 소다를 뿌려 잠시 두었다가 흐르는 물에 깨끗이 씻는다.

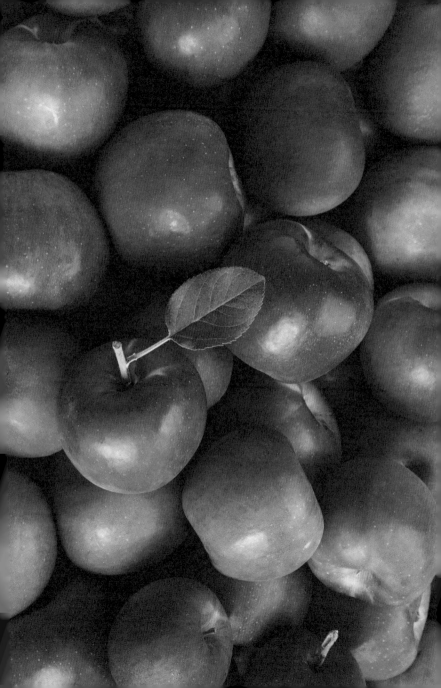

검은 겨울 바다의
선물이다

"이 검은 종이는 뭐예요?"

방글라데시 현지 직원에게 김을 선물했다. 김을 처음 본 직원은 이 검은 종이가 대체 무슨 맛일까? 호기심을 갖는다. 김 명칭의 유래를 살펴보자. 조선의 임금 인조는 어느 날 수라상에 올라온 까맣고 얇은 종이 같은 반찬을 신기하게 여겼다. 신하들에게 무엇인지 물었다. 아무도 그 이름을 몰랐다. 한 신하가 광양에 사는 김 아무개가 만든 음식이라고 했다. 그러자 인조가 그 사람의 성을 따라 김으로 부르기 시작했다.

겨울 완도 앞바다는 멋진 풍경을 만들어낸다. 가지런히 줄을 맞춘 김발들이 끝없이 펼쳐져 있다. 김은 바다에서 나는 채소이다. 김은 언제 먹어도 맛있다. 그렇지만 맛이 무르익는 제철은 있다. 김은 10월 말부터 채취를 시작한다. 단백질 함량이 가장 높고 맛도 좋은 시기는 제철인 겨울이다. 매서운 추위 속 바다가 키워 낸 맛이기 때문이다.

동의보감에서 김은 달달한 해초라는 뜻인 감태라 부른다. 답답한 속을 풀어준다고 기록되어 있다. 김은 식욕을 돋우는 독특한 향기와 맛을 지니고 있다. 김은 든든한 밥 친구이다. 김 하나만 있으면 한 그릇 뚝딱이다. 매일 밥상에 올려도 물리지 않는다.

"앗, 뭐야! 너도?"
어릴 적 할머니가 만들어주는 집 밥을 좋아했다. 할머니 밥상은 손녀에 대한 사랑이었다. 할머니 표 된장찌개도 별미이지만 갓 구워낸 김의 고소함과 바삭함을 좋아했다. 코로나19 이후 부산에 살기 시작했다. 동네 스포츠 센터에서 C를 만났다. 그녀는 살짝 구워 간장에 콕 찍어 먹는 김을 좋아한다고 했다. C와 나는 나이뿐만 아니라 키, 몸무게, 체형도 비슷했다. 심지어 상황도 비슷했다. 무엇보다 해조류를 좋아하는 비슷한 식성 때문에 우리는 더 가까워졌다.

한 사람이 다른 사람에게 '뭐야! 너도?'라고 말하는 순간 마음의 거리는 가까워진다. 닮은 부분이 많을수록 친구가 되는데 도움이 된다. 우리는 매주 토요일 오전 운동을 했다. 운동이 끝나면 바다를 끼고 해안 도로를 달렸다. 언제 봐도 질리지 않는 부산 바다이다. 우리가 즐겨 먹었던 메뉴는 푸른 생명의 맛 해조 밥상이었다. 이렇게 주말을 보내고 나면 일주일을 느긋한 마음으로 보낼 수 있었다.

'어쩜 저렇게 하얗고 맑고 깨끗하고 투명한 느낌이 나는 걸까?'
여성들의 영원한 로망은 무엇일까? 바로 동안 피부이다. 김과 같은 해조류는 각종 영양소가 풍부하다. 바다의 불로초라고 불린다. 피부 나이를 되돌리기 위해서는 김과 같은 해조류가 특효이다. 해조류는 피부 노화를 막는 비타민 C, 비타민 E, 아연을 함유하고 있다. 해조류는 여성들의 건강 밥상으로 그만이다. 어느 날 TV를 보다가 깜짝 놀랐다. 50대 여배우의 피부가 잡티 없이 뽀얗고 맑고 투명했다.

몸도 날씬했다. 여배우의 다이어트 비결은 무엇일까? 그녀는 간식을 먹고 싶을 때는 구운 김을 먹는다. 소금이나 들기름을 바른 김이 아니다. 아무 맛이 나지 않는 구운 김이다. 김을 입 안에 넣고 천천히 녹여 먹는다. 여배우의 피부를 보면서 김에는 분명 다이어트 그 이상의 뭔가 다른 비밀이 있지 않을까 궁금해졌다.

김은 단백질의 보고이다

미국 월스트리트 저널이 한국의 슈퍼 푸드 하나로 김을 꼽았다. 그런데 이 3g 내외의 얇은 한 장에 듬뿍 담긴 영양은 놀랍다. 김은 바다에서 건져 올린 단백질의 보고이다. 다른 해조류에 비해서 단백질이 풍부하다. 콩이 밭에서 나는 소고기라면 김은 바다에서 나는 소고기이다. 마른 김 5장에는 달걀 1개 분량의 단백질이 들어있다. 김에는 베타카로틴의 함량이 당근의 4배이다. 베타카로틴이 비타민 A로 전환되어 단백질과 결합하면 눈 건강에 좋은 성분이 만들어진다.

채소나 과일은 열을 가하면 비타민 C가 파괴된다. 김은 비타민C 함유량 많다. 김에 풍부한 비타민 C는 열에 강하다. 구워 먹어도 좋다. 김은 많이 먹어도 살이 찌지 않는다. 건강한 간식으로 좋다. 김의 식이섬유는 조직이 부드럽다. 위벽과 장벽에 자극이 적다. 정장 작용도 좋아서 장독소 제거에도 효과적이다. 변비 치료 및 예방에도 좋다. 김은 해조류 중에서 엽산이 가장 풍부하다. 임산부와 태아의 건강에 좋다.

김을 활용한 요리는 다양하다. 몇 년 전에 TV 프로그램에 한 연예인이 김부각을 먹는 모습이 나왔다. 그 후 한동안 부각 열풍이 불기도 했다. 부각은 원래 겨우내 채소 등을 오랫동안 저장해 먹기 위해 만들었다. 김부각, 연근 부각, 감자부각 등이 있다. 옛날의 김부각은 궁궐이나 사대부 집에서만 먹던 고급 음식이었다. 김부각은 바삭하고 씹으면 부드러워진다. 최근 건강 간식으로 떠오르며 많은 사람의 사랑을 받고 있다.

세계인의 입맛을 사로잡다
김은 세계인의 입맛을 사로잡은 대표적인 K푸드이다. 2023년 7억 달러가 넘는 최대 수출 성과를 달성했다. 바다의 반도체라고 불릴 정도이다. 김 수출국은 미국을 비롯해 동남아시아, 유럽 등으로 확대되었다. 수출 대상국도 120개국으로 2배 가까이 증가했다. 과거에는 김이 밥반찬 등으로 주로 소비되었다. 최근에는 여러 맛의 스낵 김 등 끊임없는 제품 개발이 이루어지고 있다.

해외에서는 김이 저칼로리 건강식품으로 인기를 끌고 있다. 글로벌 스타들이 김 스낵을 다이어트용 스낵으로 즐겨 먹는다. 파키스탄에서 김부각이 유행이다. 파키스탄 약국들은 요오드 보충제로 한국 김을 판매한다. 파키스탄은 산지가 많아서 소금을 쉽게 구할 수 없다. 음식으로 요오드를 섭취하기 어렵다. 한국의 김을 건강 간식으로 먹는다.

건강하게 사는 비결은 무엇일까? 사회성을 갖추고 좋은 관계를 맺는 것이다. 건강 과학 칼럼니스트 마르타 자라스카는 우정은 사랑에 뒤이어 장수할 가능성을 높이는 요인이라고 했다. 매달 적어도 한 번 친구들과 어울리는 사람들은 한 해 동안 친구들을 몇 번 만나지 않는 사람들보다 사망 위험도가 30% 낮다.

"공항에 데리러 갈게."

C는 내가 해외 출장에서 다녀오는 날은 어김없이 공항에 와 주었다. 세심하게 나를 챙겨주었다. 공감은 기분 이상이다. 상대의 마음을 헤아리고 상대의 감정에 신경을 쓰는 일이다. 공감은 관계에 영향을 미친다. 섬세한 배려에 고마움을 전할 때면 그녀는 그렇게 말했다. 자신이 받고 싶은 것은 남에게 먼저 해 줄 뿐이라고 했다. 그녀를 통해 알게 되었다. 매력 중에 최고의 매력은 인간미이다. 인간미는 악기를 배우듯이 연습할 수 있다. 연습할수록 더 좋아지게 된다. C와 함께 나눈 부산 겨울 바다 선물은 좋은 추억으로 남아있다.

중동 미인은
병아리 콩 후무스를 먹는다

'아, 정말 아름답다.'

여러 나라의 공항을 자주 이용한다. 중동 스튜어디스 중에 '아, 정말 아름답다'고 감탄을 자아낼 만큼 정말 고혹적인 미모를 가진 사람들이 있다. 중동 미인들은 후무스를 즐겨 먹는다고 하던데 그 미모의 비결이 혹시 후무스에 있는 것일까?

후무스라는 단어는 아랍어로 병아리 콩을 의미한다. 병아리콩에 올리브유, 레몬즙, 참깨 등을 곱게 갈아 만든다. 후무스는 중동 음식이라고 알려져 있다. 그런데 엄밀히 말하면 이집트를 포함한 레반트 지역, 터키, 그리스 일부 지역에서 먹는 음식이다. 이 지역에서 후무스는 김치 같은 존재이다. 그렇지만 나라마다 조금씩 레시피가 다르다.

후무스의 주재료 병아리 콩은 유사 에스트로겐 이소플라본의 공급원이다. 비타민 B6가 풍부하여 노화 방지 및 피부 미용에 좋다. 병아리 콩은 콜라겐 생성에 도움을 준다. 단백질 외에 아연, 철, 칼륨, 마그네슘 등 영양소가 풍부하다. 부종을 예방하고 피부 재생 효과도 탁월하다.

'이게 뭐지? 찍어 먹는 소스인가?'
방글라데시에서 대학원을 다니던 시절이었다. 같은 클래스에서 공부하던 J의 집에 과제를 하러 갔다. 식탁 위에 곱게 갈아진 노란색 콩 위에 올리브오일이 듬뿍 올려져 있다. 그때 나는 처음으로 후무스를 먹었다. J는 나보다 다섯 살이나 어렸다.

그런데 동아시아에서 온 이방인인 나를 여동생처럼 보살펴 주었다. 대학원에 입학을 한지 반년이 지났는데 학생 비자가 나오지 않았다. 몇 개월 동안 마음고생을 했다. 체중이 7kg이나 줄었다. J는 하루가 멀다고 자신의 집으로 초대했다. 맛있는 음식을 만들어 주었다. 그중의 하나가 후무스이다.

내가 후무스를 좋아하는 것을 알자, 그녀는 자주 만들어 주었다. 음식은 언제나 남이 만들어 주는 것이 맛있는 것일까? 레시피의 힘일까? 그녀의 정성 때문인지 나는 기분이 한결 좋아졌다. 스트레스가 심해지면 긴장할 때 반응하는 교감 신경이 자극을 받는다. 이때 맛있는 음식을 먹으면 마음을 안정시키는 부교감 신경이 자극을 받아 긴장을 풀어준다.

그런데 후무스는 정말 천연 우울증 치료제이다. 2007년 이스라엘의 한 대학교에서 진행된 연구 결과가 있다. 병아리 콩 후무스는 우울증 약을 먹었을 때와 비슷한 효과가 있었다. 후무스는 행복 호르몬인 세로토닌이 생성될 수 있도록 도움을 준다. 후무스는 긴장을 풀어 줄 뿐만 아니라 숙면을 취하는 데도 도움을 준다.

병아리 콩은 슈퍼 푸드이다

후무스의 주재료 병아리 콩은 타임지 세계 10대 건강식품으로 선정된 슈퍼 푸드이다. 울퉁불퉁한 노란색 콩 모양이 병아리처럼 보여서 병아리 콩이라고 한다. 병아리 콩은 식물성 단백질의 중요한 공급원이다. 몇 년 전 TV 건강 프로그램에 위암 1기 판정 이후 위암을 극복한 사례가 소개되었다. 그는 위를 절제하고 가장 먼저 식단부터 바꿨다. 이전보다 고단백 위주의 소화하기 쉬운 식단을 선호하게 되었다. 위암의 남편을 살린 아내의 특급 레시피가 바로 병아리콩 후무스이다.

"콩비지 아냐?"

마크로비오틱 자연 요리 교실에서 병아리 콩 후무스를 배웠다. 집에서 실습해 보았다. 가족들은 후무스를 보더니 콩비지 아니냐고 한다. 후무스는 콩비지와 식감이 비슷하다. 콩비지 보다 더 고소하다. 후무스는 병아리 콩과 신선한 레몬즙을 섞는다. 그런 다음 입맛에 게 다양한 향신료를 추가한다. 부드러운 맛이 특징이다. 담백하기 때문에 중독성도 있다.

현지에서는 채소와 빵을 후무스에 찍어 먹는다. 고기, 과일, 치즈 등 다양한 음식을 곁들여 먹기도 한다. 후무스는 건강에 좋은 콩이 주재료이다. 한국 사람들도 즐길 수 있는 맛이다. 국내에서도 인기가 좋다. 요즘 레스토랑에서는 웰빙 샐러드 메뉴로 많이 활용한다.

후무스를 만드는 방식에는 정답이 없다. 겉보기에는 단순하다. 그런데 후무스를 만드는 방식은 그 지역 사람들의 논쟁을 불러일으킨다. 좋은 품질의 병아리 콩을 써야 한다. 그리고 잘 삶아야 한다. 양질의 올리브유에 담아 저장해야 한다. 후무스는 현지 마트에서 구입할 수도 있다. 집에서 만들어 먹는 것을 더 선호한다. 신선하고 질 좋은 재료를 사용할 수 있기 때문이다.

후무스는 미국과 유럽에서는 이미 보편적인 가정식으로 자리 잡았다. 특히 채식주의자와 건강하게 체중을 감량하고 싶은 사람들에게 사랑받는 요리이다. 병아리 콩은 두부를 만들 때 쓰는 콩보다 칼로리가 낮고 단백질을 더 많이 함유하고 있다. 후무스는 적은 양으로도 포만감을 준다. 다이어트 음식으로 좋다.

"후무스 레시피를 봐. 너무 쉽고 간단하잖아."
나는 내적 동기가 중요하다. 무엇을 하더라도 시간이 오래 걸리는 사람이다. 그런데 나의 후회는 언제나 하지 못하는 데 있었다. J는 말했다. 오늘 만든 후무스가 맛없다고 해서 평생 먹을 후무스가 맛없는 것은 아니라고 했다. 내일 다시 맛있는 후무스를 만들면 된다. 인생은 심각하게 생각할수록 어려워진다. 일단 그냥 시작해 보자. 없던 실력도 생길지 모른다. 시도하는 순간 두려움은 사라진다. 나는 J를 통해 무엇이든 시도하는 것이 완벽히 하는 일보다 중요하다는 것을 배웠다. 보수적인 국가의 리버럴한 J의 성향은 굉장한 매력으로 다가왔다.

스스로에 대해 알기 위해서는 계속해서 시도해 봐야 한다. 중요한 것은 하고 싶은 마음이다. 지금 바로 자신에게 삶을 변화시킬 기회를 주자. 행동하고 실천하는 가운데 성숙해 질 수 있다.

시작할 것인지 말 것인지 재 보면서 시간을 낭비할 필요가 없다. 스스로에 대한 믿음이 있다면 의지가 생기고 의지가 있다면 반드시 이루어질 수 있다.

용기가 없어지고 마음이 심란할 때는 심플하고 간단한 후무스를 만든다. 그리고 J를 생각한다.

〔 병아리 콩 후무스 〕

재료

병아리 콩, 깨, 마늘, 레몬즙, 올리브유, 소금, 향신료, 파슬리

만드는 법

1. 병아리 콩을 하룻밤 물에 불린다. 물 양은 병아리 콩 양의 2.5배로 한다.
2. 밤새 불린 물은 버리고 흐르는 물에 씻는다.
3. 병아리 콩이 완전히 부드러워질 때까지 푹 삶는다.
4. 삶은 병아리 콩을 식힌다.
5. 절구에 깨를 간다.
5. 블렌더에 삶은 병아리 콩, 깨, 마늘, 레몬즙, 올리브유를 넣고 간다.
6. 5를 그릇에 담고 향신료, 파슬리, 올리브유 등으로 장식한다.

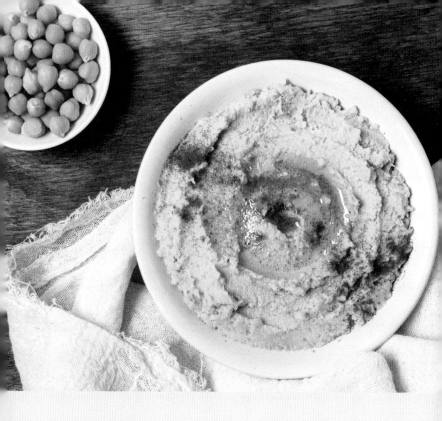

잠깐!

병아리콩은 불리면 많이 불어난다. 물양은 병아리콩의 3배 이상을 넣어야 한다.

마살라 커리에는
레시피가 없다

인도 방글라데시에는 커리가 없다

영국에서는 향신료가 들어간 인도 음식을 커리라고 한다. 그런데 정작 인도 방글라데시에는 커리가 없다. 인도에는 까리가 있다. 인도에서는 국물이 있는 요리를 전부 까리라고 한다. 까리에는 생강으로 만든 노란 향신료를 많이 넣는다. 이를 본 영국 사람들이 노란 국물이 있는 요리를 커리라고 했다.

방글라데시는 옛 인도의 뱅갈지방이다. 인도 방글라 음식 문화는 마살라 커리 문화이다. 마살라는 식물의 뿌리, 잎, 줄기 등에서 추출한 향신료이다. 같은 식재료라고 해도 어떤 향신료 즉 마살라를 넣으냐에 따라 음식의 풍미가 달라진다. 그 종류만 해도 수백 가지에 이른다. 커리는 마살라라는 종합 향신료를 넣어 만든 요리를 총칭한다. 커리에는 강황, 커민, 계피, 카다멈 등의 향신료가 주로 이용된다.

"한술 뜨고 가."
방글라데시에서 살던 첫해에는 비교적 외국인이 많이 거주하던 신도심에 살았다. 그 후에는 학교에서 가까운 구도심으로 이사했다. 그 동네는 식사 시간이 가까워지면 집집마다 약속이라도 한 듯 커리 냄새로 가득했다. 아파트 현관을 나서면 2층 테라스에서 내 이름을 큰 소리로 부르며 손을 흔들어 주는 사람이 있었다. 나는 아파트의 5층에 살았고, 2층에 살던 아주머니와 친하게 지냈다. 그 분을 친근하게 숙모라는 의미로 '안티'라고 불렀다. 안티는 내 얼굴을 볼 때마다 '한술 뜨고 가'라고 말했다. 정 많은 한국 어머니처럼 말이다. 나중에 더 친해진 후에는 함께 커리를 만들기도 했다.

일본에서 7년 넘게 살았다. 일본은 남에게 피해를 끼치는 것을 극도로 싫어하는 개인주의 사회이다. 그리고 99% 될 법한 일도 1%의 가능성에 대비한다. '안 될지도 모른다'고 보수적으로 이야기한다. 반면 방글라데시는 가족 중심의 사회이다. 가족 행사를 이유로 회사를 자주 쉬기도 한다. 방글라데시에서는 거의 안 될 일 같은데도 '문제없다', '된다'고 말한다. 인프라와 국민 의식 등 세계에서 다섯 손가락 안에 들어가는 나라에 살았고, 일본과 잘 맞는다고 단정했다. 그러다가 일 년에 반 이상은 작렬하는 태양과 우기의 꿉꿉함 등 열악한 환경에 살게 되었다. 할 일을 빨리 끝내고 돌아가고 싶었다.

방글라데시와 일본은 커리로 연결되어 있다

그런데 시간이 지나면서 나는 방글라데시를 마음으로 좋아하게 되었다. 내가 웃기고 재밌다고 느끼는 것을 그들도 똑같이 웃기고 재밌다고 느꼈다. 웃음 포인트가 같았다. 또 한 가지는 커리이다.

일본의 겨울은 섬나라 특유의 으슬으슬한 습한 추위가 특징이다. 이때 일본 사람들은 따뜻한 커리 한 그릇에 온기를 느낀다. 일본에서 커리는 누구나 쉽게 만들 수 있다. 루라고 하는 판 초콜릿 같은 고체 블록 형태를 주로 사용한다. 이 루를 조각조각 잘라 채소 등 다른 재료와 함께 넣고 15분 정도 끓이면 끝이다. 커리를 한 솥 끓여 놓고 매일 조금씩 데워 먹으면 시간이 갈수록 맛이 깊어진다. 커리는 뭉근하게 끓여 내는 수프 스타일, 물기가 전혀 없는 커리까지 다양하다. 나는 일본에서 추운 계절이 되면 거의 매일 커리를 만들었다.

방글라데시와 일본은 커리로 연결되어 있었다. 방글라데시 사람들은 가족의 취향, 건강에 따라 여러 향신료를 조합해서 커리를 만든다. 커리에는 정해진 레시피가 따로 없다. 마살라를 어떻게 배합하느냐에 따라 커리의 맛과 향, 매운 정도가 달라진다. 밥 위에 얹어 먹기도 하고 각종 요리의 소스로 다양하게 활용한다. 생선이나 고기 요리에 향신료를 뿌리면 누린내를 없애고 육질을 부드럽게 한다. 고기와 채소를 넣거나 감자, 브로콜리, 가지 등의 다양한 채소나 렌틸콩을 이용해 만드는 집도 있다. 생선이나 해산물을 넣어 만들 수도 있다.

강황은 마술 뿌리이다

방글라데시에서는 강황은 마술 뿌리라고 한다. 커리의 주재료 강황에는 커리가 노란색을 띠게 하는 커큐민 성분이 함유되어 있다. 커큐민 성분은 활성 산소를 억제하고 세포의 손상을 막아준다. 노화 예방에 좋다. 커리를 즐겨 먹는 인도인, 벵골인의 치매 발병률은 낮다. 커큐민 성분은 염증을 감소시킨다. 세포의 손상을 막는다. 커리를 꾸준히 먹게 되면 뇌 혈류량이 늘어난다. 뇌 건강에 좋다. 성장기 어린이들이 섭취하면 두뇌 발달에 좋다. 커큐민은 맑고 아름다운 피부를 만드는 데 효과적이다. 염증을 완화한다. 잡티, 기미, 여드름을 예방한다. 인도에는 바르는 커큐민 화장품이 있을 정도이다. 강황은 혈액 순환을 좋게 하여 생리불순을 예방하고 생리통을 완화한다. 해독 작용을 촉진한다. 위와 장도 보호해 준다.

음식으로 삶의 방식을 알 수 있다

어떤 나라를 가장 쉽게 알 수 있는 방법은 무엇일까? 바로 그 나라의 음식이다. 혀로 느끼고 냄새로 맡은 감각은 잘 잊히지 않는다. 방글라데시에서 살면서 한국 음식을 먹은 것은 손에 꼽을 정도이다. 특유의 독특한 향과 매콤함 때문일까? 방글라데시 사람들은 해외에 나가면 음식 때문에 많은 고생을 한다. 자기 나라 음식에 대한 자부심과 고집도 대단하다. 방글라데시 사람들도 세계 곳곳의 한인 마트처럼 꼭 자기네들의 슈퍼를 만든다. 그리고 자기 나라에서 가져온 식료품을 판매한다.

음식으로 삶의 방식을 알 수 있다. 식재료를 다루는 방식에는 각국의 문화, 생활 습관, 날씨가 관계되기 때문이다. 벵골인들은 저녁 식사를 밤 10시 이후에 시작한다. 벵골인들은 손으로 밥을 커리에 비벼 먹는다. 안티가 나보고 손으로 먹어 보라고 했다. 처음에 나는 머뭇거렸다. 그러나 손의 온기 때문일까? 직접 해 보니 의외로 맛있다.

'마음을 얻어야 세상을 얻는다.'

안티는 내가 방글라데시에서 좌충우돌 할 때 늘 함께 있어 준 사람이었다. 7시간이나 걸리는 완행열차를 타고 그녀의 고향에 가기도 했다. 당시 그녀와 나 사이에는 제대로 대화를 나눌 수 있는 언어가 없었다. 그녀는 영어를 거의 하지 못했고, 나의 벵골어 수준은 초보적이었다. 대화는 단순히 단어를 몇 개 더 아는 것만으로 이루어지지 않는다는 것을 느꼈다.

그러나 그녀와 이야기를 나누고 나면 뭔가 많은 이야기를 나누고 이해받았다는 위안을 받았다. 내가 어려운 일을 겪을 때마다 그녀는 이슬람식으로 기도를 해 주었다. 그러고 보면 대화는 말하는 것 그 이상이었고, 마음이 통하는 일이라는 생각이 들었다. 대화가 잘되지 않는 사람은 사실 마음이 잘 통하지 않는 것 아닐까?

커리는 관계가 담긴 요리이다. 입안에서 얼얼한 혀를 달래며 안티와 함께 매운 커리를 먹었던 기억을 잊을 수가 없다. 음식은 함께 먹는 사람이 누구인지, 어떤 분위기에서 먹었는지에 따라 맛이 달라진다. 요리는 감각의 기억일까? 혀에 남겨진 맛으로 당시를 기억하는 것이다. 요즘도 그녀는 통화할 때 사랑과 용기에 대해 여러 번 이야기한다. 누군가를 사랑하기 위해서는 용기가 필요하다는 말인지, 누군가를 깊이 사랑하면 용기가 생긴다는 말인지 모르겠다. 그녀와 함께 나눈 커리를 통해 마음을 얻어야 세상을 얻을 수 있다는 것을 배웠다.

일생에 한 번은 마살라 커리를 만나라.

〔 소고기 마살라 커리 〕

재료

소고기, 좋아하는 야채, 채 썬 양파*, 다진 생강, 다진 마늘, 마살라 향신료**,
월계수 잎***, 소금(간 맞추는 용), 올리브오일

만드는 법

1. 채 썬 양파를 올리브유로 캐러맬라이징 한다.
2. 중불로 1에 고기, 향신료, 다진 생강, 다진 마늘, 월계수 잎을 넣는다.
3. 고기가 단단해지면 물을 넣어 약불에서 끓인다.
4. 감자 등 단단한 채소부터 넣어 끓인다.

*	양파의 매운 성분 알라이신은 열을 가하면 단맛으로 변한다.
**	튜메릭, 레드칠리, 큐민, 코리안더, 시나몬, 카다멈 등이다. 향신료는 본인 기호에 맞게 조정한다.
***	월계수 잎을 넣으면 잡내를 제거하고 요리의 풍미를 더할 수 있다.

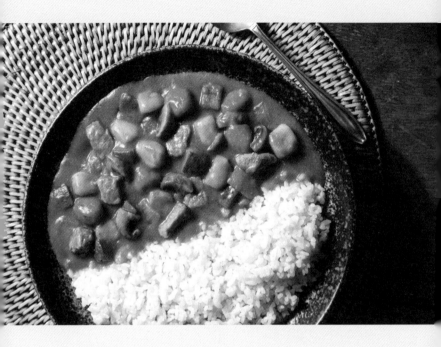

잠깐!

강황은 물에 잘 녹지 않고 커큐민 성분은 체내 흡수율이 낮다. 마살라 커리를 만들 때 우유, 요거
트 등 유제품을 넣으면 체내 흡수율을 높일 수 있다.

새먼 핑크의
건강 파워로 젊어진다

새먼 핑크는 시작과 희망을 나타내는 색상이다

1893년, 영국 금융 신문사 파이낸셜 타임즈는 신문 색으로 새 먼 핑크색을 사용했다. 당시 라이벌이었던 언론사와 차별화 를 두기 위한 전략이었다. 새먼 핑크^{Salmon Pink}는 연어의 살에서 보이는 노란빛을 띠는 부드러운 핑크색이다. 지금도 파이낸셜 타임즈 신문과 웹 사이트에는 새먼 핑크 색을 사용한다. 그 이 유는 무엇일까?

새먼 핑크는 이름만으로도 부드럽고 따뜻한 이미지를 떠올리게 한다. 이 색상은 보는 사람들에게 안정감과 평화로움을 전달하며, 로맨틱하고 여성스러운 느낌을 준다. 감정의 섬세함과 내밀함을 표현하며, 종종 젊음과 생기도 나타낸다. 또한, 새로운 시작과 희망의 의미를 내포하는 매력적인 색상이다.

연어의 새먼핑크는 건강과 미용에 도움이 된다

생선은 저마다 껍질과 살코기에 색을 축적한다. 연어는 선홍색 살코기를 가지고 있다. 연어가 대량으로 섭취하는 크릴새우와 같은 갑각류에 포함된 카로티노이드가 연어의 살색에 영향을 미친다. 이 천연 색소는 아스타잔틴이라고 한다. 연어는 스스로 아스타잔틴을 만들지 못하지만, 갑각류를 통해 아스타잔틴을 섭취하게 된다.

아스타잔틴은 강력한 항산화 물질로, 건강과 미용에 좋다. 피부 노화와 주름을 방지하며, 온몸 구석구석의 활성산소를 제거해준다. 면역력을 높이고, 동맥경화를 예방하는 데도 효과적이다. 새먼 핑크는 비타민 E보다 훨씬 높은 항산화 작용을 가지고 있으며 비타민 C보다 그 효과가 강력하다. 특히 피부를 촉촉하고 윤기 있게 가꾸며, 피부 깊숙한 지방 막을 보호하는 데 탁월하다. 또한, 자외선으로 인한 피부 손상도 예방해준다.

"같은 나이이세요?"
T와 나는 띠동갑이다. 그런데도 같은 나이가 아니냐는 말을 여러 번 들었다. 처음에는 내가 그렇게 나이 들어 보이나? 라며 의기소침해지기도 했다. 그런데 T야말로 초 동안의 얼굴이다. 아담한 체구에 깔끔하고 고급스러운 이미지이다. 컬러로 표현하자면 딱 새먼핑크와 같은 느낌이다.

나는 그녀를 만나고 사람에게서 풍기는 느낌을 중요하게 생각하게 되었다. T와 3년 이상 함께 일을 해 왔지만 따로 만난 적은 없었다. 그런데 그녀가 일을 그만두게 되었다. 나에게 만들어 준 일본 음식이 있다. 바로 연어 사이쿄 야키이다. 연어와 일본 흰 된장으로 만든 생선구이이다.

연어 사이쿄 야키는 달콤하면서도 고급스러운 맛이다
핑크빛 벚꽃이 휘날리던 어느 봄날, 현미밥에 미소 된장국 그리고 연어 생선구이가 얹어진 정성스런 한 상을 대접받았다. 음식에 얽힌 느낌은 마음에 오래 머무는 것일까? 처음 연어 사이쿄 야키를 먹었을 때의 감동을 잊을 수 없다.

연어 사이쿄 야키는 정말 부드러웠다. 이제 생선구이 하면 연어 사이쿄 야키를 가장 먼저 찾게 된다. 생선 표면에 소금을 뿌리거나 된장을 바르면, 생선 안에 있던 수분이 바깥으로 빠져나온다. 이 과정에서 표면에 있는 소금과 수분, 기름의 균형이 적절하게 맞춰진다. 연어는 숙성을 거치면 부드러워지고, 구웠을 때 속살은 찰기 있게 되며 기름기는 적당히 빠진다. 미소 된장의 구수한 감칠맛이 생선살에 스며들어 고급스러운 맛을 낸다.

사이쿄 야키를 한자 그대로 이름을 풀어보면 서경구이다. 여기서 서경이란 동경, 즉 동쪽의 수도인 도쿄에 대비되는 개념이다. 일본의 서쪽, 옛 수도 교토에는 사이쿄 미소라는 단맛이 나는 쌀된장이 있었다. 사이쿄 야키란 생선을 사이쿄 미소라고 하는 흰 된장에 재워서 구워 먹는 조리법이다. 생선 미소 된장 구이이다. 고등어, 은대구, 연어 등 여러 생선이 재료가될 수 있다. 흰 된장의 은은하면서도 달콤한 감칠맛 덕분에 다른 요리와도 잘 어울린다.

옛날에는 냉장 기술이 발달하지 않았다. 생선을 먼 곳으로 운반하다 보면 상하기 쉬웠다. 미소 된장에 절여서 보존기간을늘렸다. 생선을 손질해서 사이쿄 미소에 절이려면 손도 많이가고 시간도 걸렸다. 옛날에는 귀족 혹은 승려들이나 먹을 수있었던 고급 음식이었다.

연어를 먹으면 노화를 방지할 수 있다

미국에서 노화 방지에 효과가 있는 슈퍼 푸드 20에 연어가 선정되었다. 연어는 강에서 태어나서 큰 바다로 간다. 알을 낳기 위해 다시 태어난 곳으로 거슬러 오른다. 활동량이 대단하다. 연어를 정기적으로 섭취하면 노화 방지에 탁월한 효과가 있다.

T가 예쁜 피부의 동안 얼굴인 이유가 연어 때문일까? 연어에는 근육을 탄력 있게 하는 DMAE라는 물질이 들어 있다. 처지고 탄력을 잃어가는 근육을 지탱해 준다. 연어에는 오메가-3 성분이 풍부하다. 체내 나쁜 콜레스테롤을 제거해 준다. 혈관 건강에 좋다. 연어에는 혈액 순환을 돕는 DHA와 뇌 건강에 좋은 EPA도 풍부하다. 칼슘은 뼈와 치아 건강에 관여한다. 그런데 체내에 직접 흡수되기 어렵다. 연어에는 칼슘이 몸에 잘 흡수될 수 있도록 도와주는 비타민 D가 풍부하다.

흔들리며 나아가는 것이다

T는 교토 출신이다. 일본에는 '아즈마 오토코니 교온나' 라는 말이 있다. 도쿄 남자와 교토 여자라는 뜻이다. 우리나라로 치면 남남북녀와 비슷한 의미이다. 과거 도쿄에는 에도막부가 있어서 남성적이고 용맹한 사무라이가 많았다. 반면 일본의 옛 고도 교토에는 교양과 문화적 소양을 갖춘 미녀들이 많았다. 교토 여자라는 단어에는 세련되고 조신하고 교양 있는 미인이라는 이미지가 있다. 그녀는 조용하고 부드러웠다. 그렇지만 그 누구보다도 단호했다. 상대에 대한 예의를 중시했다. 성실하게 자신만의 방향과 속도를 만들어 나갔다.

사회생활을 하고 생활 반경이 넓어지면서 가장 좋았던 일은 내가 가고 있는 길을 먼저 가고 있는 선배가 있다는 것이다. 3년 동안 그녀와 함께 일하면서 흔들리며 앞으로 나아가는 것을 배웠다. 두려움과 불안은 평생을 함께해야 할 친구이다. 용기란 두려워하지 않는 마음의 상태가 아니다. 두렵지만 그냥

하는 것이다. 생각이 많아지는데 행동이 없다면 그 순간이 위기이다. 일단 움직이자. 방법은 필요하지 않다.

배는 무조건 출항해야 한다

T는 하늘의 뜻을 알게 되는 나이가 가까워 새 출발을 시작했다. 배는 항구에 있을 때 가장 안전하다. 출항한 후에는 온갖 위험을 마주한다. 그런데 위험을 지나치게 걱정하고 출항하지 않으면 배는 거기 있을 이유가 있을까? 위험 끝에 비로소 목적지에 도착한다. 우리의 인생도 마찬가지 아닐까. 변화하기 위해서는 일단 움직여야 한다. 가만히 있어서는 어떤 기회도 얻을 수 없다. 아직 출항하기에 부족하다고 생각할 수 있다. 하지만 진심으로 무언가를 이루고 싶다면 주저하지 말자. 기회가 있는 곳으로 발걸음을 내디뎌야 한다.

겉으로 단단한 사람은 정말 속이 부드러운 것일까? 겉으로 부드러운 사람은 사실 속이 단단한 것일까? 새먼 핑크의 연어 사이쿄 야키를 먹을 때마다 그녀처럼 안팎 모두 단단하면서도 유연한 사람이 되고 싶다는 다짐한다.

〔 연어 미소 된장 구이 〕

재료

토막 연어, 백 미소, 미림, 간장, 꿀, 마늘, 생강, 소금, 후추

만드는 법

1. 백 미소 2스푼, 미림 2스푼, 간장 1스푼, 꿀 2스푼, 마늘 1작은 스푼, 생강
   1작은 스푼, 소금, 후추를 넣어 미소 된장 소스를 만든다.
2. 연어에 1의 미소 된장을 바른다.
3. 연어에 미소가 잘 스며들도록 냉장고에서 30분간 재운다.
4. 연어 껍질이 위로 가게 해서 오븐에 220도로 15분 동안 굽는다.

잠깐!

연어의 영양소를 제대로 섭취하기 위해서는 껍질째 먹어야 한다. 연어에는 기름기가 많기 때문
에 신선한 채소를 곁들이거나 레몬즙을 뿌리면 상큼하고 산뜻하게 즐길 수 있다.

닭고기는 건강 미용식의
최고봉이다

'독수리 대신 닭?'

중국 당나라의 절세미인 양귀비는 까다로운 미식가였다. 양귀
비는 어느 날 중국 당나라 현종에게 하늘을 날고 싶다고 했다.
현종은 그 말을 하늘을 나는 것을 먹고 싶다고 오해했다. 요리
사에게 하늘을 나는 음식을 만들어오라고 했다. 처음에 요리사
는 하늘을 나는 독수리를 잡아 요리했다. 그런데 독수리는 맛이
없었다. 그래서 닭으로 시도했다. 드디어 맛있는 요리가 나왔다.
그것을 상에 올렸다. 현종과 양귀비는 이 음식을 맛있게 먹었다.

양귀비는 이 요리에 자신의 이름을 넣어 귀비계라고 지었다.

"그녀를 만난 것은 정말 행운이에요."

코로나19로 하늘길이 막혔다. 10년이나 친구로 지내 온 중국인 F의 결혼식에 참석하지 못했다. 결혼 후 1년이 지났다. 중국 상하이에 있는 F의 신혼집을 방문했다. 그녀의 가족들과 귀비계를 먹었다. 맛있는 음식과 좋아하는 사람들과의 수다가 어우러진 시간이었다. 그녀의 남편이 F를 만난 것은 행운이라고 했다. 나는 그 한마디에 슬쩍 눈을 감고 고개를 끄덕끄덕했다. F는 정말 특별하다. 무엇을 하든 그녀가 10분 이상 고민하는 것을 본 적이 없다. 행동하면서 생각하는 행동파였다. 베풀 때는 이것저것 재지 않고 제대로 줄 줄 알았다. 그녀 남편의 '행운'이라는 표현에 나는 F가 부러워졌다.

귀비계는 여성을 아름답게 하는 음식이다

닭은 부위마다 다른 맛과 식감을 즐길 수 있다. 부위마다 영양

성분이 조금씩 다르다. 닭 날개는 다른 부위보다 부드럽다. 껍질로 싸여 있어서 부드러운 식감을 즐길 수 있다. 닭 날개에는 콜라겐이 많이 함유되어 있다. 닭이 근육을 가장 많이 사용하는 부위이기 때문이다. 콜라겐 성분은 피부의 탄력을 향상시킨다. 많이 섭취하면 피부가 좋아진다.

귀비계는 버섯, 파, 당근과 함께 레드 와인을 넣고 졸여낸 닭 날개 요리이다. 여성을 아름답게 하는 음식이다. 귀비계에는 폴리페놀, 비타민, 식이섬유가 풍부하다. 닭 날개는 중국 요리에서 많이 활용되는 식재료이다. 다른 부위에 비해 살코기가 적고 연골이 많다. 그래서 쫀득쫀득하고 쫄깃하다. 귀비계는 모양만 예쁜 것이 아니다. 맛 또한 별미이다. 와인과 닭고기의 맛이 어울려 느끼하지도 않고 감칠맛이 난다. 향긋한 향기도 즐길 수 있다.

많은 사람이 다이어트 시작을 알리면서 냉동실에 닭 가슴살을 쌓아둔다. 그 이유는 무엇일까? 중국에서 14년 동안 25만 명의 식습관과 건강에 대해 추적조사를 했다. 닭 가슴살에서 단백질을 섭취한 사람은 뇌졸중 발병 위험이 20%나 줄어 들었다. 닭 가슴살은 근육 생성에 필요한 필수 아미노산이 풍부한 고단백 식품이다. 반면 포화지방이 적은 저지방 식품이다. 대부분의 동물성 식품은 고단백이다. 포화 지방이 풍부하다. 닭 가슴살에 다량 들어 있는 B6를 충분히 섭취하면 모발과 피부가 튼튼해진다. AGEs 생성을 막을 수 있다.

닭은 소울푸드이다

닭은 소박하지만 풍성한 식탁을 선물해 준다. 어릴 적 아버지 월급날이면 잠도 안 자고 통닭 사 오기만 기다렸다는 주변 어른들의 추억담을 듣는다. 많은 사람들이 반복되는 일상에 작은 행복이 있길 바라는 날에는 치킨을 떠올린다. 이것만 끝나면 치킨을 먹는다는 그 사실만으로도 힘이 난다. 국민 영양 간식인 맛있는 치킨을 하느님에 빗대어 치느님이란 신조어가 생길 정도이다.

닭은 인류가 오랫동안 사랑해 온 식재료이자 소울 푸드이다. 따뜻한 성질을 가진 음식은 몸을 따뜻하게 하고 기력을 북돋 아 준다. 동의보감에 의하면 닭고기는 성질이 따뜻하여 원기 를 더해준다. 장을 따뜻하게 하여 소화도 돕는다. 닭고기가 따 뜻한 식품인 이유는 단백질 함량이 많고 아미노산이 풍부하기 때문이다. 닭고기는 식품에 포함된 단백질의 양질을 나타내는 지표인 아미노산 점수가 100으로, 이상적인 단백질이다. 닭고 기는 소화기관이 약하고 손발이 찬 사람에게 좋다. 삼계탕은 닭고기의 따뜻한 성질을 활용한 대표적인 음식이다.

닭은 만병통치약이다

동서양 고금을 막론하고 건강과 장수는 올바른 식생활에서 출 발한다. 중국 전통 의학에 '약보불여식보' 란 말이 있다. 약보다 는 음식으로 몸을 돌보는 것이 더 좋다는 말이다. 중국 사람들은 의식동원 사상이 강하다. 밥이 보약이라고 특별한 약을 먹지 않아도 여러 가지 음식을 먹으면 병이 낫는다. 병 들었을 때 음식을 맛있게 먹으면 약이 된다. 중국인이 으뜸으로 꼽는 음식은 닭고기 수프이다. 예로부터 닭은 만병통치약으로 여겨졌다. 몸이 아픈 가족들에게 엄마가 끓여주는 닭고기 수프는 중국인에게 특별한 의미이다. F는 질기지 않은 고기에 고려 인삼까지 더한 한국 삼계탕은 정말 최고의 음식이라고 했다.

"나는 내가 하고 싶은 것을 하고 그는 그가 하고 싶은 것을 하고."
중국어에서 닭을 뜻하는 '지鷄,jī'는 길함을 의미하는 '길吉,jí'과 발음이 같다. 닭은 길함의 상징이다. 중국 많은 지역의 연애에서 혼례에 이르기까지 닭은 빈번하게 등장한다. 많은 지역에서 아이를 낳으면 붉은 계란을 보내어 기쁨을 전하기도 한다. F는 오랜 독신 생활을 청산했다. 결혼이라는 새로운 제도속으로 들어갔다. 결혼이라는 것은 서로 다른 두 우주가 만나 가족이라는 하나를 위해 나아가는 과정이다. 그 안에서 겪을 수많은 부딪힘을 상상했다. F의 남편에게서 그녀를 만난 것이 행운이라는 이야기를 듣고 나니 결혼 생활이 문득 궁금해졌다.

몇 개월 후 F가 서울로 출장을 왔다. 닭 요리를 좋아하는 F와 동대문에 닭 한 마리를 먹으러 갔다. 그녀에게 결혼 생활에 관해 물었다. 그녀는 각자 하고 싶은 것을 자유롭게 하는 것이 무난한 결혼 생활의 비결이라고 했다. 서로가 서로에게 크게 기대하지 않는다. 대신 존중만 할 뿐이라고 했다. 예전에 F는 불안정한 상황에서 누군가를 좋아했다. 불안정한 상황에서 느낀 자격지심이 상대의 눈치를 보게 했다. 그런 시행착오 후에 결혼만큼은 자신 있는 그대로의 모습을 그대로 내보일 수 있는 사람과 하기로 결심했다.

그 사람이 바로 지금의 남편이다. 그리고 그녀 역시 상대 그 자체를 그대로 보려고 노력한다. 내가 나를 있는 그대로 드러내기 위해서는 내가 어떤 사람인지 파악하는 게 중요하다. 내가 가지고 있는 그대로의 모습에 솔직하고 당당해졌을 때 상대가 나를 존중할 수 있다. 그리고 좋은 관계는 상대방을 믿을 때 이루어진다. 그것이 그 사람을 향한 나의 믿음을 사랑하는 것이기 때문이다.

많은 사람이 보통 가깝다는 이유만으로 상대가 나한테 맞춰주기를 기대한다. 생각과 취향이 잘 맞는 사람과 함께 하는 것보다 더 중요한 것은 무엇일까? 내 있는 그대로의 모습을 존중 받고 상대의 있는 그대로의 모습을 존중할 수 있어야 한다. 두 사람이 단단하게 균형이 잡힌 모습이다. 서로 다른 모습을 평가하려는 마음은 접어두자. 있는 그대로 인정하고 받아들일 때 그 관계는 단단해지지 않을까?

〔 귀비계 〕

재료

닭 날개, 요리주, 간장, 생강, 양파, 마늘, 설탕, 육수, 당근, 버섯,
푸른 죽순, 레드와인

만드는 법

1. 닭 날개를 요리주와 간장에 넣어 20분 정도 재워 둔다.
2. 팬에 닭 날개를 노릇노릇해질 때까지 튀겨낸 후 기름을 빼준다.
3. 팬에 생강, 양파, 마늘을 넣어 향이 날 때까지 볶는다.
4. 3에 닭 날개를 넣고 요리주, 간장, 설탕, 육수를 넣는다.
5. 20분 정도 끓인 후 버섯, 당근, 푸른 죽순을 넣는다.
6. 국물이 걸쭉해질 때까지 끓인 후 레드 와인을 넣는다.

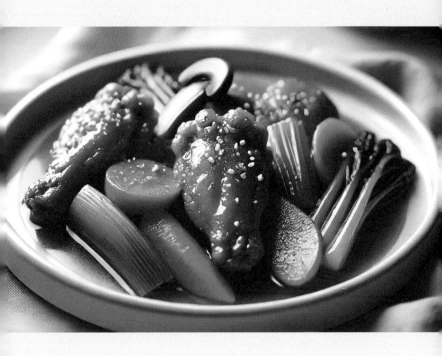

잠깐!

닭고기를 구입할 때는 피부색이 연한 살구색으로 광택이 있고 육질에 탄력성이 있는 것을 고른다. 닭고기는 빨리 부패하기 때문에 구입 후 최대한 빨리 소비한다.

4장

건강 미인의 하루

왜 시도 때도 없이
배가 고플까?

브로콜리라도 괜찮아?

배가 고프지 않은데 괜히 뭔가 먹고 싶다는 생각이 들 때가 있다. 스트레스가 심한 날에는 특히 자극적인 음식을 찾게 된다. 그런데 이럴 때 진짜 배고픈 건지, 마음이 허한 건지 잘 모르겠다.

진짜 배고픔은 정상적인 생리현상인 반면, 마음의 허기나 감정적인 식사는 다르다. 과체중 또는 비만인 사람들 중 많은 이

들이 감정적인 식사를 한다. 진짜 배고픔과 가짜 배고픔의 차이를 어떻게 알 수 있을까? 브로콜리 테스트가 있다. 지금 나에게 먹을 것이 생 브로콜리밖에 없다고 상상해 보자. 너무 배고파서 브로콜리라도 먹어야겠다는 생각이 들면 진짜 배고픈 상태다. 하지만 아무리 배가 고파도 브로콜리는 못 먹겠다면 가짜 배고픔이다.

왜 시도 때도 없이 배가 고플까?

I는 점심 식사 후 브라우니 한 조각이 먹고 싶다. 결국 책상 서랍에 있던 초콜릿을 먹어 치웠다. 외근 나갔다 근처 빵집에서 사 온 단팥빵 2개도 먹었다. 이 모든 일이 점심 식사 후 1시간도 채 되지 않아 일어났다. 어느 순간부터 스트레스를 받으면 간식으로 손이 가게 되었다. 줄여야지 하면서도 정신을 차려 보면 이미 간식을 먹고 있다. 퇴근 후에는 야식을 먹고 자야 맘이 편했다.

I는 팀장이 되고 나서 하루 종일 업무에 시달렸다. 동기들보다 빠른 승진의 기쁨도 잠시였다. 불안, 스트레스, 우울증과 같은 정신적 고통은 음식에 대한 욕구를 부추겼다. 입이 심심하다. 씹을 것들로 채워 넣고 싶다. 이런 허기를 감정적 허기라고 한다. 감정적인 허기는 정신적인 배고픔이다. 감정적 허기를 가지고 있는 사람들은 스트레스를 받거나 부정적 감정이 들 때 먹는다. 반년 만에 체중이 10kg이나 늘었다. 야식 때문일까? 아침에는 늘 머리가 띵했다. 몸이 천근만근 무거웠다. 의욕이 떨어졌다.

감정적 허기의 원인은 무엇일까?

감정적 허기는 주로 빠르게 먹을 수 있는 인스턴트 음식이나 특정 음식에 대한 갈구로 나타난다. 즉, 불쾌감이 들 때까지 음식을 계속 먹게 된다. 결국 습관적으로 폭식을 하게 되고, 이는 일시적으로 기분을 개선시킬 수 있다. 음식으로 괴로운 상황을 피하려는 것이다. 그러나 감정적 식사로는 문제를 해

결할 수 없으며, 시간이 지남에 따라 폭식에 대한 죄책감이 생길 수 있다.

불안할 때 간단히 욕망을 채울 수 있는 자극 중 하나가 음식이다. 요즘은 24시간 편의점 등 언제 어디서나 원하기만 하면 음식을 먹을 수 있다. 그러나 감정적으로 힘들 때 음식부터 찾으면, 감정적인 식사가 습관이 될 수 있다.

스트레스가 지속되면 스트레스 호르몬인 코르티솔 수치가 증가한다. 곧, 감정적 허기로 인한 식욕은 고칼로리 음식을 선호하게 만든다. 이로 인해 스트레스가 더욱 커지고, 또 다시 고칼로리 음식을 찾는 악순환이 반복된다.

감정적 허기로 인한 폭식은 단기적으로 쾌감 호르몬인 도파민을 유발하며, 잠깐은 스트레스를 덜어준다. 그러나 장기적으로는 과도한 칼로리 섭취와 잘못된 식습관으로 체중 증가와

심혈관 질환, 당뇨병 등의 건강 문제를 일으킬 수 있다.

감정적 허기를 극복하기 위해 중요한 것은 감정적 허기를 유발하는 감정을 파악하는 것이다. 감정적 허기는 스트레스나 불안 같은 부정적인 감정으로 인해 발생한다. 부정적 감정이 불러일으킨 식욕은 배가 불러도 사라지지 않는다. 건강한 몸과 마음을 위해, 감정의 원인을 살펴보고 천천히 다스리는 것이 필요하다. 이를 바탕으로 식습관을 개선하는 것이 중요하다.

먼저, 감정 일기를 작성해보자. 감정적 허기가 느껴질 때 행동을 멈추고 스스로에게 물어본다. 정말 배가 고픈가? 지금 감정은 어떤가? 이 음식을 먹는 것이 지금 정말로 필요한가? 감정적 허기는 대부분 감정적인 상황에서 유발된다. 그러므로 평소에 자신의 감정을 인식하고 처리할 방법을 찾는 것이 중요하다.

어떠한 상황에서 감정적 허기가 발생했는지, 그때마다 무엇을 먹었고 어떻게 해결했는지를 기록해보자. 이렇게 하면 식욕이나 폭식에 이르기 전에 자신의 감정을 조절할 수 있다. I는 피곤함과 생리 전 우울함이 심했다. 피곤할 때 단맛을 찾게 되었고, 잠을 잘 자지 못했을 때 감정적 허기를 느꼈다.

건강한 식습관을 위해 나만의 진료 기록부를 만들다
자신이 언제 중요한 일을 결정했는지 기록을 통해 돌이켜 보는 일이 중요하다. 기록은 행동을 지배한다. 글을 쓰는 것은 시신경 운동 근육이 동원되는 일이다. 쓰기 시작하면 뇌가 활성화된다. 기록하고 적는 일은 뇌를 인지시키는데 도움이 된다. 기록은 좋은 식습관을 만들기 위한 나만의 기록이 된다. I는 감정 일기를 시작으로 바디 일기와 식단 일기도 작성하기 시작했다.

우리는 몸에 관한 특별한 지식을 갖추지 않아도 어떤 음식을 먹었을 때의 느낌이 어떠한지는 알 수 있다. 바디 일기는 몸의 반응을 객관적으로 관찰하는 연습이다. 내가 무엇을 먹었을 때 행복하고, 또 아침, 낮, 밤 중 언제가 몸이 제일 가벼운 지, 어떤 순간에 몸이 찌뿌둥하고 무거운지 살펴보자. 몸에 느껴지는 감각을 소중히 한다면 자신의 몸을 스스로 조절할 수 있게 된다. 내 몸을 위한 선택에 있어서도 현명한 선택을 할 수 있다.

식단 일기에는 몇 시에 식사했고, 식사는 얼마나 오래 했는지 어디에서 했는지 기록했다. 또한 누구와 함께 먹었는지, 어떤 음식을 얼마나 먹었는지, 먹기 전의 공복감은 어느 정도였는지도 기록했다. 자신이 먹은 음식 리스트를 꼼꼼하게 적었다. 자신이 먹고 있는 것이 무엇인지 알면 식단을 바꾸는 일은 쉽다. I는 식단 일기에 먹기 전과 후의 기분을 추가했다. 먹기 전후의 기분을 적게 되면 어떤 감정이 가장 식탐을 많이 불러일으키는지를 알 수 있다. 식단 일기로 얼마나 과식과 폭식을 하고 있었는지 알 수 있다.

좋은 식습관이 좋은 인생을 만든다

I는 앞으로는 다른 삶을 살고 싶어졌다. 자신의 감정을 정면으로 마주했다. 그리고 기록을 시작했다. 기록을 바탕으로 식습관을 개선하기로 했다. 식사 계획을 세웠다. 간단하면서도 똑똑한 장보기를 시작했다. 집 밥을 만들어 먹기 시작했다. 자신이 만든 음식을 천천히 음미하면서 먹었다. 몸의 대사가 나빠지면 몸과 마음에도 큰 영향을 미친다. 충분한 수면과 휴식을 취하기로 했다. 따뜻한 음식으로 쾌적한 몸의 상태를 만들었다. 건강한 간식을 골라 먹으면서 인생을 좀 더 즐기기로 했다.

좋은 습관은 좋은 생활을 만든다. 결국 좋은 인생을 만들게 된다. 좋은 식습관을 만들기 위해서는 가장 먼저 해야 할 일은 무엇일까? 내 몸에 대해 알아야 한다. 내 몸을 알기 위해서는 내 몸과 충분히 대화하는 것에서부터 시작한다. 그래야 나의 체질과 컨디션에 맞는 방법을 찾을 수 있다. 무엇을 먹으면 몸이 어떻게 반응하는지를 하나씩 기록해 나가면 몸과 마음이 진정으로 원하는 선택을 할 수 있다.

그럼, 지금부터 I가 감정적 허기를 극복하고 어떻게 좋은 식습관을 가지게 되었는지 차례차례 들여다볼까?

〔 물은 건강 미인의 음료수이다 〕

우리 몸은 호흡, 땀, 배뇨를 통해 하루에 약 2.5리터의 물을 배출한다. 물은 배출되는 양보다 조금 더 섭취하는 것이 좋다. 사람의 피부는 물을 흡수하는 동시에 배출하기도 한다. 건조하고 추운 날씨에도 피부와 호흡을 통해 수분이 빠져나간다. 우리 몸은 수분을 유지해야 신진대사 후 남은 독소를 배출할 수 있다.

수분은 피부와 머리카락을 윤기 있고 촉촉하게 해 준다. 한때 투명한 피부, 찰랑찰랑한 긴 생머리를 가진 여배우는 프랑스 생수로 머리를 감는다는 소문이 있었다. 모든 여성은 맑고 투명한 피부를 원한다. 피부가 투명하고 아름다운 사람들은 대체적으로 물을 자주 마신다.

물은 그 어떤 화장품보다 효능이 뛰어나다. 나이가 들수록 피부가 투명함을 잃어가는 것은 수분 부족 때문이다. 아무리 피부 표면을 관리해도 수분이 부족하면 피부는 건조해진다. 수분이 부족하면 투명함은 기대할 수 없다. 투명한 피부의 첫 번째 조건은 신선한 물을 많이 마시고 체내 순환을 좋게 하는 것이다.

피부 노화를 막는 가장 쉬운 방법은 무엇일까? 물을 자주 마시는 것이다. 아침에 일어나자마자 물을 큰 컵으로 마신다. 잠자기 전에도 물을 한 잔 마신다. 항상 가방에 생수병을 넣어 다닌다. 음료로 항상 물을 마신다. 물만으로 지겨울 때는 레몬즙을 넣어도 좋다.

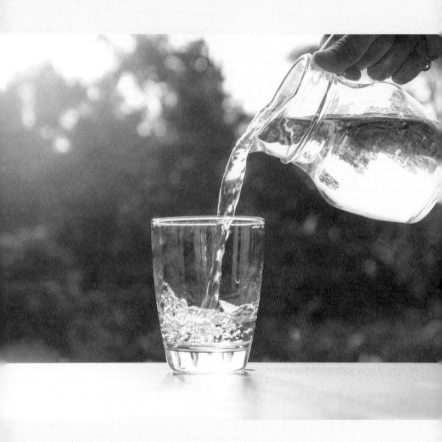

먹는 것이
곧 나다

당신이 먹는 것이 곧 당신이다

인도 속담 중에 당신이 먹는 것이 곧 당신이라는 말이 있다. 그 사람이 먹는 음식을 보면 그 사람을 알 수 있다. 음식은 사람의 몸과 마음에 큰 영향을 미친다. 음식을 섭취하는 방식은 삶의 한 부분을 차지한다. 어떤 사람에 대해 알고 싶다면 그 사람이 먹는 음식을 보자. 그 사람의 냉장고 안에 있는 식재료를 보면 그 사람이 어떻게 살아가는지 알 수 있다. 누군가와 식사를 하면 그 사람에 대해 많은 것을 알게 된다.

I는 감정 일기를 작성하고 나서 서서히 배가 고픈 것과 그냥 먹고 싶은 욕망을 구분하기 시작했다. 지금까지는 자신이 좋아하는 음식만 먹었다. 서서히 식습관을 바꾸기 시작했다. 그런데 점점 몸에 좋은 건강한 식재료를 먹었다. 맛있다고 느끼는 음식이 달라졌다. 아울러 짧은 시간에 준비 할 수 있는 건강한 먹거리를 고민하게 되었다. 그리고 스스로를 소중히 대하기 시작했다. 신선한 재료로 정성껏 식사를 준비한다. 반찬통 채로 먹는 일을 하지 않는다. 음식을 먹을 만큼 꼭 접시에 담아 먹는다. 테이블보가 차려진 식탁에 소중한 사람들을 초대한다. 긴장을 풀고 대화를 하면서 천천히 식사한다. 편안한 상태에서 음식을 먹었더니 맛도 좋고 건강해지는 느낌이 들었다.

어떻게 먹어야 할까?

처음부터 완벽한 식단을 계획할 필요는 없었다. 무엇이든 하면서 노하우가 생기기 마련이다. 가장 먼저 외식을 끊었다. 가공식품이라도 무조건 집에서 요리를 해서 먹었다. 하루 실행만으로도 몸이 가볍고 편안해졌다. 집 밥이 어느 정도 익숙해지자 냉장고에서 가공식품을 전부 없앴다. 통곡물, 생선, 채소, 콩 등 자연에서 구할 수 있는 완전식품을 섭취했다. 언제부터인가 몸이 그것을 원하기 시작했다. 외식할 경우에도 자연식 위주의 메뉴를 선택했다. 그랬더니 날이 갈수록 몸이 반응하기 시작했다. 내 몸에 좋은 음식과 좋지 않은 음식도 알게 되었다. 내 몸에 맞는 것을 하나하나 찾아가기 시작했다.

규칙적인 식사를 했다. 배고픈 상황을 의도적으로 만들지 않았다. 충분한 양의 단백질과 식이 섬유를 함께 섭취했다. 그랬더니 많이 먹지 않아도 포만감을 오랫동안 유지할 수 있었다. 인간의 치아는 총 32개이다. 채소나 과일을 씹는 앞니가 8개, 고기나 생선을 뜯는 송곳니가 4개, 곡물을 씹는 어금니가 20개이다. 복잡한 칼로리 계산은 하지 않았다. 치아 구성상 몸에 가장 알맞은 식사 비율은 곡물 60%, 채소 25~30%, 질 좋은 지방과 동물성 단백질 10%이면 충분했다. 통곡물 밥 한 공기, 채소를 넣은 국 한 그릇, 생선 한 마리로 한 끼 식사를 준비했다. 위장의 크기는 주먹만하다. 한 끼에 소화할 수 있는 식사량을 짐작했다. 먹는 순서에도 주의했다. 식물 섬유를 먼저 섭취하고 혈당치를 완만하게 조절하는 습관을 들였다.

무엇을 먹어야 할까?

음식은 생명의 근원이다. 입으로 들어가는 모든 것이 몸과 마음을 이루는 근원이 된다. 그렇지만 몸이 필요로 하는 모든 영양소를 분석하고 완벽한 식단을 구성할 필요는 없다. 주변에서 손쉽게 구할 수 있는 제철 식재료면 된다. 햇빛과 대지의 에너지를 듬뿍 받으며 자란 신선한 제철 식재료는 비타민이나 미네랄 같은 영양소가 많이 들어 있다.

영양 밸런스가 좋은 현미를 주식으로 했다. 오랜 시간을 들여 천천히 꼭꼭 씹어 먹었다. 반찬으로 제철 채소를 중심으로 비타민 E가 풍부한 다양한 채소를 먹었다. 채소에는 식물 섬유와 비타민, 미네랄, 항산화 물질 등이 풍부하다. 식재료는 조리법에 따라 영양의 흡수와 효과가 달라진다. 삶고, 찌고, 생으로 먹는 등 다양한 조리법을 이용했다. 가능한 한 유기농 채소를 골라 껍질째 먹었다. 몸에 부담 없이 흡수되는 식물성 단백질을 먹었다. 자연 발효시킨 된장과 간장은 음식물이 장에서 소화 흡수되는 것을 돕는다.

미역, 톳, 다시마 등의 해조류에는 미네랄 성분이 풍부하다. 우리 몸에서 맑고 깨끗한 혈액을 만든다. 뼈를 튼튼하게 하고 머리카락을 윤기 있게 한다. 정제된 기름보다 항산화 성분이 풍부한 올리브유를 먹었다. 올리브오일을 섭취하고 나서 피부가 좋아졌다. 몸 안도 깨끗하게 청소할 수 있었다. 몸이 무겁고 찌뿌둥한 아침에는 레몬차로 디톡스를 했다. 그랬더니 몸이 가벼워졌다. 생강 홍차를 수시로 마시면서 몸을 따뜻하게 했다. 휴대용 물병을 늘 갖고 다니면서 수시로 물을 마셨더니 신진대사가 좋아졌다.

쾌적한 몸으로 살아가기 위해서는 주식뿐만 아니라 간식도 중
요하다. 간식으로 좋은 음식에는 구운 아몬드, 다크 초콜릿 등
이 있다. 오이, 당근, 샐러리 등 야채 스틱도 좋다. 토마토나 바
나나 같은 과일도 좋다. 칼로리가 적지만 포만감을 느끼기 쉽
다. 정제된 탄수화물 덩어리는 혈당치가 급격히 올라간다. 과
자, 아이스크림, 청량음료 등 트랜스 지방산이 들어간 음식은
피했다. 설탕이나 인공 감미료가 들어간 음식을 피했더니 식
재료가 가진 고유의 단맛을 느낄 수 있었다.

식습관으로 인생을 바꿀 수 있다

건강한 식재료는 건강과 아름다움의 원천이 된다. 건강한 식
습관을 가지면 몸의 스트레스가 줄어들고, 마음도 덩달아 행
복해진다. 식사는 맛있고 즐거워야 한다. 건강해지기 위해 금
욕적으로 하면 즐겁지 않다. 또한 단기간에 식습관을 바꾸려

고 할 필요는 없다. 천천히 시간을 갖고 자기 상황에 맞게 실천하는 것이 중요하다. 가끔은 쉬어 가는 날을 만들어 무리 없이 식습관을 바꾸는 것도 좋은 방법이다. 중요한 것은 내 몸의 반응을 느끼는 것이다. 음식을 먹을 때 느껴지는 몸의 쾌적함은 다른 무엇과도 비교할 수 없다. 이런 느낌을 알게 되면 가공 음식에는 더 이상 손이 가지 않는다.

일상생활에서 가장 쉽고 빠르게 변화를 시도할 수 있는 방법은 무엇일까? 식습관을 바꾸는 것이다. 식사 방법이나 먹는 음식의 종류를 바꾸는 것만으로도 몸과 마음, 나아가 삶이 달라질 수 있다. 내 몸은 생각보다 민감하다. 음식을 먹는 것만으로도 많은 변화가 일어난다. 식습관을 개선하니 자기관리 능력도 길러졌다.

변화란 대단한 것일까? 변화의 시작은 작은 것부터 매일매일 쌓아 올리는 것이다. 사소한 의식이 일상생활을 변화시킬지도 모른다. 무엇을 먹으면 몸이 어떻게 반응하는지를 하나씩 관찰해 나가자. 자연스럽게 식사 내용도 점점 달라질 것이다. 지금은 질 좋은 생선, 채소, 수프 위주로 먹게 되었다. 식사 내용을 되돌아보면 음식을 현명하게 선택할 수 있다.

좋은 식습관은 건강한 몸을 만들었다. 몸은 내면의 생각과 믿음을 비추는 거울이다. 식습관으로 몸이 바뀌니 마음이 바뀌기 시작했다. 몸은 우리가 생각하는 것보다 훨씬 더 똑똑하다. 강한 회복력이 있다. 식습관에 변화를 주며 I는 스스로를 믿고 사랑하는 힘을 회복했다. 몸이 바뀌면 마음이 바뀌고 인생이 바뀐다. 마음이 힘들다고 느낄 때 식생활부터 점검해 보는 것도 좋다. 어떤 음식을 선택할 것인가? 좋은 식습관은 자신뿐만 아니라 함께 하는 사람과 세상을 바꾸는 힘이 있다. 잘 살기 위해 제대로 먹는 법을 배워 나가자.

〔 가벼운 몸을 위한 아침습관, 레몬차 〕

레몬에는 정화 효과가 있다. 장에 자극을 주어 배변을 원활하게 하고, 폴리페놀이 지방 축적을 억제해 다이어트 효과를 낸다. 또한 비타민 C가 풍부해 피부 미용에도 좋다. 이런 레몬을 가볍게, 그러나 건강에는 탁월하게 먹는 방법이 있다.

아침은 몸이 오랜 시간 동안 휴식을 취한 후에 다시 활동을 시작하는 시간이다. 이 시간을 어떻게 보내느냐에 따라 하루 컨디션이 크게 달라질 수 있다. 레몬차를 마시면 몸이 따뜻해지고 가벼워진다. 레몬차는 끓인 물에 슬라이스한 레몬이나 레몬즙을 넣어 천천히 마시기만 하면 된다. 너무 간편하고 쉽다. 아침을 위한 최고의 음료이다.

레몬차를 마시면 장이 따뜻해진다. 몸이 따뜻해지면 소화도 잘 된다. 체내 소화되지 않은 음식물이 없으니 몸이 가벼워진다. 레몬차를 계속 마시면 체중이 감소하고, 독소가 배출되어 체내 순환도 좋아진다. 배변이 원활해져 피부도 매끈해진다. 냉증과 부기도 개선되며, 신진대사가 향상되어 면역력도 높아진다.

레몬차는 언제 마시는 것이 좋을까? 기상 후 바로 마시면 디톡스 효과를 기대할 수 있다. 식사 후에 마시면 소화에 좋다. 운동 후 마시면 다이어트 효과가 있다. 변비와 피부 트러블을 개선하고 싶다면 레몬차에 소금을 조금 넣는다. 몸을 따뜻하게 하고 싶다면 생강을 추가한다.

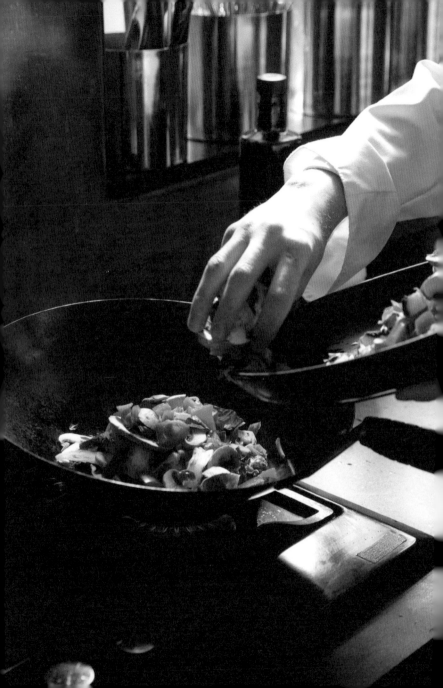

부엌은 건강 미인을 만드는 무대이다

진짜 음식이 사라지고 있다

요즘 우리는 음식의 홍수에 빠져있다. 그런데 미국의 환경운동가 마이클 폴란은 진짜 음식이 사라지고 음식을 가장한 가공식품이 빼곡히 들어찼다고 비판했다. 최근 요리의 핵심은 무엇일까? 쉽고 빠른 요리이다. 요리하는 시간이 줄어들고 있다. 부엌이 점차 주변으로 밀려나고 있다. 식료품 구입은 인터넷에 의존한다. 즉석식품을 전자레인지에 돌리는 것이 요리와 부엌을 대신하고 있다. 가공식품 소비가 점차 증가하면서 몸 건강뿐만 아니라 마음의 건강도 타격을 받고 있다.

음식을 먹거나 요리하는 식습관에서 그 사람의 삶의 방식이 보인다. 만족, 기쁨, 우울, 슬픔 등 감정도 식습관과 무관하지 않다. 식습관은 인간이 삶을 영위하기 위한 가장 필수적인 행위이다. 단순히 음식을 먹는 것만이 아니라 재료를 선택하고 조리하고 차리는 것까지 포함된다. 몸과 마음의 건강을 돌보는 것보다 더 중요한 일은 없다. 건강한 식재료로 자기가 먹을 음식을 스스로 준비하는 것은 중요하다.

부엌을 다시 보다

I는 처음에 무엇이든 많이 가지는 것이 중요하다고 생각했다. 다양한 종류의 그릇이 필요하다고 믿었고, 부엌 수납장에는 식료품이 가득 차 있어야 한다고 생각했다. 요리 정보도 모든 것을 알아야 한다고 여겼다. 그래서 이사를 하면서 큰돈을 들여 부엌부터 개조했다. 일 년에 한두 번 사용할까 말까 하는

온갖 기구들로 공간을 채웠고, 요리책도 산더미처럼 사들였다. 조리 도구들도 끊임없이 모았다. 고장 나지도 않은 냉장고를 계속 큰 것으로 바꿨다. 그러나 정작 요리는 하지 않았다.

그러던 어느 날, 요리를 하기로 결심한 I는 부엌을 다시 보기 시작했다. 가장 먼저 요리하고 싶은 마음이 들도록 하고 싶었다. 그래서 쾌적하고 편하게 움직일 수 있는 공간을 만들었다. 남들이 좋다고 생각하는 많은 것들보다 내가 필요한 제대로 된 것 하나를 구비하는 게 중요하다고 깨달았다. 조리 기구는 필요에 맞는 크기와 용량인지 따져 보았고, 모든 요리를 할 수 있는 원팬과 모든 요리가 가능한 냄비 이외에는 미련 없이 버렸다. 언제든지 사용할 수 있는 그릇을 제외하고는 주변에 나누어 주었다. 요리하고 싶은 마음이 들도록 부엌을 깔끔하게 유지했다.

매일 스스로를 위해 요리하는 일은 쉽지 않았다. 하지만 단순하게 생각해 보았다. 요리한다는 것은 내가 준비한 것을 내가 먹는 것이라는 점을 깨달았다. 간편하게 정성껏 준비하면 된다.

간단하면서도 똑똑하게 장을 보자

자주 해 먹는 요리에 한정해서 식자재를 준비했다. 꾸준히 자주 소비하는 식료품 목록을 만들었다. 조금만 신경 써서 준비하면 매일 집에서 밥을 먹을 수 있다. 특별한 음식들은 레스토랑에서 가끔 즐기기로 했다.

한 끼 식사를 준비할 수 있게 몇 가지 기본적인 요리법을 습득했다. 구입한 식료품들이 상하지 않게 적절하게 보관했다. 요령 있게 남은 재료도 재활용했다. 가공식품, 유통기한이 지난 식품은 모두 비웠다. 상자와 캔, 밀봉된 비닐봉지에 담겨 나오는 유통기간이 긴 식품들을 멀리했다. 그런 다음 신선한 식품으로 다시 채웠다. 직접 요리해서 먹는 데 적응하면 더 이상

냉동식품을 먹거나 외식하고 싶은 마음이 생기지 않는다.

장을 보는 데 시간을 너무 많이 사용하지 않기로 했다. 간단하면서도 똑똑한 장보기를 하기로 결심했다. 2주에 한 번 혹은한 달에 한 번 큰 장보기를 했다. 그러고 나서 일주일에 한 번정도로 집 근처에서 간단하게 장보기를 한다. 집에 기본 재료가 있다면 장을 보면 시간이 걸리지 않는다. 최대한 거주지 가까운 곳에서 생산된 식재료를 구입했다. 몸에 안 좋은 식자재는 최대한 배제했다. 주로 신선한 재료를 사용했다. 식품을 구입 할 때는 원재료를 확인하는 습관을 들였다. 무엇으로 만들어져 있는지 관심과 주의를 기울였다.

예전에는 대형마트에서 냉장고가 미어터질 정도로 장을 보았다. 결국 다 먹지도 못하고 사용하지도 못하고 쓰레기통으로들어갔다. 이제는 조금 부족하다 싶을 정도로 딱 알맞은 양만큼 구입한다. 채소의 뿌리, 줄기, 껍질을 통째로 먹는 생활을 했다. 자연스럽게 자연과 공존하는 생활을 실천하게 되었다. 음식물 쓰레기가 줄었다. 플라스틱, 비닐 또한 가급적 사용하지 않았다.

요리는 즐겁게 해야 한다

요리를 즐기면 힐링이 된다. 일주일에 한 번이라도 좋다. 부엌에서 나를 위한 요리를 하자. 예전에 I는 요리에 서툴렀다. 그이유는 무엇일까? 음식을 맛있게 먹으려고 노력한 적이 없기 때문이다. 지금도 요리를 잘 한다고 할 수 없다. 그렇지만 매일 한다. 점차 요리 횟수를 늘려 나갔다. 외식, 간식, 폭식 습관을 서서히 고쳐나갔다. 식사 준비를 일이라고 생각하면 하기 싫은 마음이 생길 수 있다. 매주 한 가지씩 요리 주제를 정해보자. 채소 등 간단한 식재료로 풀코스 요리를 만들어 건강 미인 파티를 열어보자.

요리는 일종의 예술이다. 요리는 자신을 표현하는 방법이 될 수 있다. I는 식재료를 직접 다루어보면 생각도 달라졌다. 쉽게 구할 수 있는 식재료를 다양한 방법으로 조합해 보았다. 똑같은 식재료를 매일 같은 방식으로 요리해서 먹으면 지겹다. 한 가지 음식을 먹는다면 과식하게 된다. I는 음식에 대해 관심을 가지게 되면서 맛없는 음식은 먹고 싶지 않았다.

제철 식재료와 향신료 등 천연 조미료를 잘 활용하자. 식재료도 궁합이 있다. 영양소의 손실을 최소화한다. 식재료의 효능을 최대한 살리는 간단한 조리법을 익힌다. 주로 생으로 먹거나, 삶거나 굽는 등 간단한 조리법을 사용한다. 식재료의 자연그대로의 맛을 즐길 수 있다.

요리는 치유의 시작이다
부엌이 삶의 중심이 되면 요리는 치유의 시작이 된다. 손을 바삐 움직이면 촉각으로 느껴지는 만족감이 생긴다. 나를 위해 차려내는 한 끼는 자기 삶을 돌볼 기회이다. 내 손으로 요리를 해 먹으면 내가 나를 대접한다는 느낌을 받는다. 스스로를 존중하는 기분이 든다.

지금까지 해 왔던 생활을 바꾸고 뭔가를 새롭게 시작하는 것은 쉽지 않다. 내 건강을 위한 요리라고해도 의무가 되어 버리면 계속하기 힘들다. 천천히 몸에 좋은 일을 해 본다는 가벼운 마음으로 시작해 보자. 최소한의 시간을 들여 맛있는 식사를 만드는 방법 등 노트에 나만의 아이디어를 기록하자. 작은 일이라도 새로운 일에 도전하는 것은 뇌에도 새로운 자극을 줄 수 있다. 실행하는 과정 중에 성취감도 얻을 수 있다. 작은 일들을 꾸준히 하다 보면 그 경험이 인생을 풍요롭게 할 수 있다. 지금 바로 요리를 하면서 행복을 향한 첫걸음을 내디뎌 볼까?

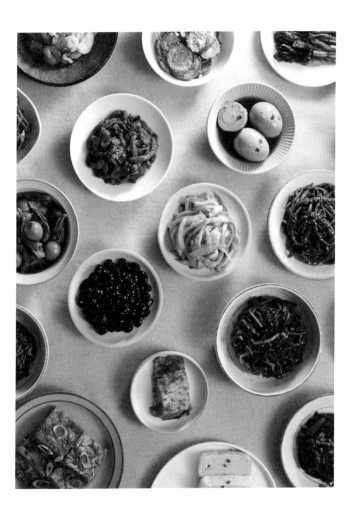

건강 미인의
하루는 밤에 시작된다

미라클 모닝은 미라클 이브닝이 전제되어야 한다

미라클 모닝은 아침에 일찍 일어나 운동이나 독서 등 자기 계발을 하는 것이다. 2016년 미국의 작가 할 엘로드의 저서 미라클 모닝에서 처음 등장한 단어이다. 미라클 모닝은 시간을 주체적으로 사용하며 삶의 에너지를 향상 시킬 수 있는 좋은 방법이다.

그런데 언제부터인지 미라클 모닝이 최선인 것처럼 여겨지고 있다. 미라클 모닝보다 중요한 것은 무엇일까? 생체리듬에 맞는 시간 관리이다. 미라클 모닝은 미라클 이브닝이 전제 되어야 한다. 미라클 모닝은 일찍 일어나 삶에 변화를 주는 것이다. 그러나 충분한 수면이 뒷받침 되지 않으면 몸만 상한다. 충분한 수면 시간 확보와 수면의 질이 중요하다. 미라클 모닝의 시작은 밤에 잘 쉬는 것부터 시작한다.

밥 먹을래? 잘래?

지금 배가 고프고 피곤하다. 밥 먹을래? 잘래? 두 가지 선택지가 있다면 어떤 것을 선택할까? 지금까지 I는 밥을 먹었다. 그런데 이제는 잠을 잔다. 수면을 중요성에 대해 알게 되었기 때문이다. I는 야근으로 일이 늦어지면 회사 근처에서 외식했다. 아니면 밤늦게 귀가하여 피곤한 상태로 늘 든든한 식사를 했다. 그러면 잠이 싹 달아난다. 텔레비전을 본다. 그러면 잠을 자더라도 충분히 잘 수 없었다.

I는 밤을 굉장히 가볍게 여겼다. 그 이유는 다음 날 아침까지 시간이 넉넉하다고 느꼈기 때문이다. 무엇을 하든 아침에 출근할 정도이면 된다고 생각했다. 그리고 수면이라고 하는 회복시스템을 가볍게 생각했다. 야식을 먹다 보니 취침 시간이 항상 늦었다. 야식을 먹고 소화하지 않고 잠자리에 들었다. 수면의 질이 나빠졌다. 성장호르몬이 잘 분비되지 않는다. 살이 잘 빠지지 않는다. 잘 찌는 체질로 바뀐다. 결국 10kg 체중 증가로 이어졌다.

수면의 질이 곧 삶의 질이다

만성피로로 수면의 질이 곧 삶의 질이라는 것을 느끼게 되었다. 본인의 컨디션을 최적으로 만드는 생활 패턴과 생체리듬을 파악하기로 했다. 몸의 자율신경에는 교감 신경과 부교감 신경이 있다. 이 두 신경은 서로 반대 작용을 하면서 균형을 맞춘다. 그런데 교감 신경이 과도하게 활성화되면 신체뿐만 아니라 정신에도 영향을 준다. 업무나 인간관계 등으로 스트레스를 받으면 교감 신경이 활성화된다. 교감신경이 활성화되면 신경이 예민해진다. 근육이 경직되고 혈관이 수축한다. 그러면 혈액순환이 나빠진다. 몸이 차가워진다. 몸속에 독이 쌓이고 질병의 원인이 된다.

교감신경과 부교감신경의 반대 작용이 제대로 일어나지 않으면 교감신경 과로에 빠지게 된다. 교감 신경을 안정시키려면 어떻게 하면 될까? 부교감 신경을 활성화해야 한다. 즉 몸과 마음의 휴식이 필요하다. 하루를 어떻게 마무리하느냐가 다음 날의 컨디션에 커다란 영향을 준다. 밤을 의미 있는 시간으로 채워야 한다.

먼저 잠을 푹 자야 한다. 늦어도 밤 11시 전에 자기로 했다. 자는 동안 세포가 재생된다. 수면 부족은 노화의 원인이 된다. 오후에 커피 등 카페인 섭취를 피했다. 음식을 먹고 난 후 최소한 3시간은 공복을 두고 잠자리에 들기로 했다. 그래야 소화기관도 쉴 수 있다. 수면이 부족하면 식욕 조절 호르몬의 밸런스가 무너진다.

미국 스탠퍼드 대학에서 30~60세의 남녀 1,000명을 대상으로 수면 시간과 식욕 호르몬 농도에 관한 실험했다. 수면 시간이 5시간과 8시간인 실험군을 비교했다. 5시간 실험군은 식욕을 높이는 호르몬의 혈중 농도가 증가했다. 반면에 식욕을 억제하는 호르몬 농도는 감소하였다. 수면 부족이 계속되면 호르몬이 제대로 작동하지 않는다. 식욕이 억제 되지 않는다. 아름다운 피부와 탄력 있는 몸을 만들고 싶다면 하루에 7~8시간은 자야 한다.

채소 수프를 먹으면 깊이 잠들 수 있다

다음으로 몸을 따뜻하게 해야 한다. 교감 신경은 차가운 것에 잘 반응한다. 마그네슘이 많이 든 녹황색 채소 샐러드나 몸을 따뜻하게 하는 수프를 먹으면 좋다. 코로나19 이후 일을 하는 형태가 많이 바뀌었다. 그런데 여전히 아침에 출근해서 저녁에 퇴근하는 사람들이 많다. 퇴근 후 지친 몸으로 집에 돌아왔을 때 가장 필요한 것은 휴식과 맛있는 음식이다. 이런 황금 같은 자유 시간에 잠을 자는 게 아깝다고 말하는 사람들도 있다. 이럴 때 몸을 따뜻하게 하면서도 살이 안 찌는 야식이 있다면? 거기에다 편안한 숙면까지 유도하는 음식이 있다면?

호르몬의 영향으로 낮보다 밤에 지방이 축적되기 쉽다. 자기 직전이나 한밤중에는 되도록 먹지 않는 것이 좋다. 그러나 잠을 이루지 못할 정도로 배가 고프면 결국 뭔가를 먹게 된다. 그러다 보면 몸에 나쁜 것을 먹을 수 있다. 이럴 경우에는 몸에 좋은 것을 먹고 빨리 잠들자. 때로는 바쁜 일상에서 어쩔 수 없이 저녁 식사가 늦어질 때도 있다. 이럴 때 먹으면 좋은 것이 바로 채소 수프이다. 영양가 있고 맛있는 수프는 기운을 북돋우고 피로를 잊게 해 준다. 그뿐만 아니라 따뜻한 수프를 먹으면 체온을 올릴 수 있다. 채소 수프를 먹으면 깊이 잠들 수 있다.

그런데 채소 수프에 넣는 식재료가 중요하다. 탄수화물과 지방 함유가 높은 식재료는 사용하지 않는다. 식이섬유가 많거나 단백질을 사용한 식재료가 좋다. 몸을 따뜻하게 하는 채소나 향신료가 좋다. 생버섯, 해조류는 장 운동을 도와 배변 활동이 원활해지도록 돕는다. 나트륨은 과다 섭취하면 붓는 원인이 된다. 나트륨 배출에 좋은 것이 칼륨이다. 토마토, 브로콜리는 칼륨을 함유하고 있다. 마늘, 부추, 양파는 혈액 순환에 좋다.

매일 바쁜 일상 속에서 수프를 준비할 시간이 부족하다면, 기본 수프를 미리 만들어 두는 것이 좋은 방법이다. 생강처럼 몸을 따뜻하게 해주는 재료나 혈액 순환에 도움을 주는 양파를 넣으면 기본 수프가 더욱 건강해진다. 미리 준비한 기본 수프는 다양한 식재료를 추가해 원하는 수프를 빠르게 만들 수 있어 매우 편리하다. 예를 들어, 몸 상태나 날씨에 따라 다른 재료를 넣기만 해도 색다른 수프를 즐길 수 있으며, 이렇게 하면 매번 새롭고 건강한 한 끼를 준비할 수 있다.

나의 오늘은 어젯밤에 시작되었다

일본의 작가 사토 도미오는 잠은 하루의 마무리가 아니라 즐거운 내일을 위한 스타트라인이라고 했다. I는 밤낮 없이 일하다 문득 깨달았다. 진짜 나를 성장하게 만드는 시간은 언제일까? 밤은 다음 아침을 위한 준비의 시간이다. 머릿속을 비우고 긴장을 푸는 시간이다. 새로운 하루를 위해서는 몸과 마음을 준비하는 게 필요하다. 좋은 아침의 시작은 좋은 밤이 있기에 가능하다.

하루 마무리 습관은 중요하다. 채소 수프로 몸과 마음을 회복시키자. 채소 수프는 든든한 한 끼 식사를 넘어 따뜻한 영혼의 안식처가 되어 준다. 수면이 불충분하면 건강한 하루를 맞이할 수 없다. 따뜻한 몸으로 숙면을 취하면서 내일을 준비하자. 이제부터 하루의 시작을 밤으로 해 보면 어떨까?

〔 따뜻한 저녁을 위한 채소 수프* 〕

기본 수프

재료

닭날개, 대파, 생강, 마늘, 맛술, 소금, 후추

만드는 법

1. 닭날개는 수분을 제거한 후 소금, 후추, 맛술에 담궈 5~10 분간 재워 둔다.
2. 닭날개, 대파, 생강, 마늘, 후추, 물을 냄비에 넣고 15분 정도 끓인다.
3. 소금으로 간을 맞춘 후 수프만 걸러낸다.

   •   기본 수프를 먼저 만들고 숙면에 좋은 식재료를 추가해 완성한다.

채소 수프

재료

기본 수프 , 토마토, 호박, 브로컬리, 양송이버섯, 소금, 후추

만드는 법

1. 토마토, 호박, 브로컬리, 양송이버섯은 먹기 좋은 크기로 썬다.
2. 냄비에 미리 만들어둔 기본 수프, 호박을 넣고 끓인다.
3. 토마토, 브로콜리, 양송이버섯을 넣고 다시 끓인 후 소금, 후추로 간을 맞춘다.

건강 미인은
다크 초콜릿을 먹는다

'초콜릿을 해'

프랑스 여자는 우울할 때 '초콜릿을 해'라고 말한다. 이게 무슨 말이지? 초콜릿을 산다는 말일까? 초콜릿을 먹는다는 말일까? 기분이 우울할 때 초콜릿에 돈을 쓴다는 뜻이다. 통계 자료에 의하면 프랑스 여자는 일 년에 평균 약 4kg의 초콜릿을 먹는다. 그렇지만 프랑스 여자는 살이 찌지 않는다.

프랑스 여자들이 살찌지 않는 이유는 무엇일까?

미국 심리학 박사의 흥미 있는 연구를 살펴보자. 프랑스 여성들은 초콜릿을 사랑한다. 그녀들은 따로 다이어트를 하지 않는다. 그렇지만 날씬한 몸매를 유지한다. 반면, 다른 나라 여성들은 초콜릿을 먹고 나서 바로 운동한다. 그래도 살이 찐다. 왜 차이가 나는 것일까? 프랑스 여성의 초콜릿에 대한 인식이 다른 나라 여성들과 다르다. 프랑스 여자들은 초콜릿을 먹는 것을 일상의 기쁨으로 여긴다. 편안하고 즐거운 상태에서 초콜릿을 먹는다. 초콜릿을 먹으면서 스트레스를 받지 않는다. 그래서 먹는 양도 몸이 알아서 조절한다. 프랑스 여성들은 초콜릿을 섭취해도 체중에 변화가 없었다. 반면 다른 나라 여성들은 초콜릿을 지방 덩어리로 인식한다. 다른 나라 여성들은 초콜릿을 먹고 '왜 참지 못했을까?'라며 심리적 억압 상태에 빠진다. 이때 자율 신경이 흐트러져서 포만감을 만끽하지 못한다. 스트레스 호르몬이 과잉 분비된다. 지방이 축적된다.

내 몸 긍정 확언을 시작하다

I는 달콤한 초콜릿을 손에서 놓지 못했다. 체중도 많이 늘었다. 살찔까 봐 불안해하면서도 초콜릿을 놓지 못하는 것이 꼭 자신의 인생 같았다. 많은 여성이 초콜릿을 다이어트의 적으로 생각한다. 간식을 먹으면서 체중을 걱정하는 여성들의 공통점은 무엇일까? 무엇인가 먹을 때마다 칼로리가 머릿속에 맴돈다. 독하게 마음먹을 때도 있다. 하지만 '조금만 먹으면 상관없을 거야', '먹고 운동해야지'라고 타협할 때가 더 많다. 그런데 얼마 지나지 후회하고 자책한다.

I는 어느새 체중이 10kg이나 불었다. 언제까지 불안한 마음으로 살아야 할지 견딜 수 없었다. 변화가 절실했다. 자신의 감정을 기록하기 시작했다. I는 초조하고 불안할 때 계속 먹었다. 그리고 자신감이 없어지고 불안할 때일수록 단맛을 찾게 되었다. 자신감과 자존감 회복이 필요했다. I는 내 몸 긍정 확언을 시작했다. 내 몸 긍정 확언은 미국의 심리 치료사 루이스 헤이

가 제안하는 자신을 위한 치유법이다. 잠재의식을 재편성하는 방법이다.

매일 내 몸에 대한 긍정 확언을 종이에 10번 적었다. 내 몸 긍정 확언은 내 몸 모든 부분을 있는 그대로 사랑하는 연습이다. 스스로를 사랑하는 가장 쉬운 방법은 무엇일까? 자신의 모든 것을 사랑하는 것이다. 자신을 있는 그대로 받아들이면 자존 감과 자신감도 높아진다. 내가 내 모든 것을 사랑하면 어떻게 될까? 어떤 상황에서도 내 감정에 대해 자신있게 표현할 수 있다. 하고 싶은 것이 있으면 주저 없이 도전하게 된다. I는 내 몸 긍정 확언과 기록을 통해 몸과 마음을 치유하기 시작했다. 간식도 행복하게 먹으면 살찌지 않는다는 것을 알게 되었다.

초콜릿은 건강이다
단것을 먹으면 기분이 좋아질 때가 있다. 다이어트를 위해 무 조건 단 것을 금지할 필요는 없다. 몸에 좋은 간식을 선택하면 즐기면서 건강해질 수 있다. I는 뭔가 단 것이 먹고 싶을 때는 다크 초콜릿을 먹기로 했다. 요즘 우리가 많이 먹는 초콜릿은 밀크초콜릿, 화이트초콜릿 등 코코아의 함량은 낮다. 대신에 설탕이 잔뜩 들어 있다. 대부분 인공 색소와 방부제가 첨가되어 있다. 카카오 함량이 70% 이상인 초콜릿이 진짜 초콜릿이다. 바로 다크 초콜릿이다. 달콤하지만 쌉쌀한 맛이 강할수록 코코아가 많이 함유된 순수 초콜릿이다.

초콜릿은 몸에 좋은 음식이다. 초콜릿을 대해 제대로 알면 즐길 수 있다. 스웨덴의 생물학자 칼 폰 린네는 초콜릿의 주원료 카카오나무를 그리스어로 테오브로마 카카오, 신이 내린 음식이라고 이름 붙였다. 초콜릿은 기원전 3000년 지금의 멕시코 지역 메소 아메리카에서 전래했다. 이곳 사람들에게 초콜릿은 만병통치약이었다. 그 후 콜럼버스 제 4차 항해 후 유럽 사람들은 처음으로 초콜릿을 맛보았다. 프랑스 유명한 미식가이자 미식 평론가인 브리야 샤바랭은 초콜릿은 건강이라고 했다.

다크 초콜릿은 카카오 함량이 높다. 옛날부터 다양한 건강 효과로 주목받고 있다. 다크 초콜릿에는 레드와인 보다 많은 양의 산화 방지제가 들어 있다. 카카오 폴리페놀이 풍부하다. 노화를 예방하고 항산화, 항염증 작용을 한다. 또한 동맥 경화와 암을 예방해 준다. 심장병에도 효과가 있다. 마그네슘, 철, 칼륨이 많이 함유되어 있다. 여성의 건강에도 좋다. 생리 할 때 부족한 마그네슘을 보완해 준다. 또한 호르몬 변화로 생긴 예민한 감정을 진정시켜 준다. 다크 초콜릿에는 세로토닌이 들어 있다. 긴장 완화와 우울증 치료에도 좋다. 나른한 오후 졸음과 피로를 쫓기 위해 다크 초콜릿을 조금 먹으면 어떨까? 다크 초콜릿이 스트레스를 줄여 줄 것이다. 다크 초콜릿에는 식이섬유 및 미네랄이 많이 함유되어 있다. 많이 먹지 않아도 쉽게 포만감을 느낄 수 있다. 다크 초콜릿은 먹어도 혈당치가 급격하게 올라가지 않는다. 다크 초콜릿을 먹는 것만으로도 운동 효과가 있다는 실험 결과도 있다.

행복은 자신을 중심에 놓는 행동이다

I는 다크 초콜릿을 먹으며 이제 막 초등학생이 된 조카에게 물었다.

"행복이 뭘까?"

"늘 기다려지는 것이야."

"행복이 오지 않으면 어떻게 할 건데?"

"음... 만나러 가야지."

조카의 우문현답에 생각했다. 행복이란 무엇일까? 행복은 자신을 중심에 놓는 행동이다. I는 내 몸 긍정 확언으로 내 안의 새로운 나를 마주했다. 자신이 궁극적으로 원하는 것은 무엇일까? 꿈을 현실로 만들면서 일상의 작은 행복도 놓치고 싶지 않다. 즐겁고 유쾌한 오늘을 만들어 가고 싶다. 나를 나답게 만드는 자유는 소중하다. 나를 행복하게 것도 나를 성장시키는 것도 모두 내 생각이다. 스스로 꿈꾸는 내 모습, 그리고 원하는 것에 대한 이미지를 머릿속에 또렷하고 선명하게 그리기로 했다. 행복하고 싶다면 행복한 생각을 하자. 자유로워지고 싶다면 자유로운 생각을 하자. 행복해지기 위해서는 가장 먼저 본인이 원하는 것이 무엇인지를 알아야 한다. 그리고 그것을 제대로 누릴 방법을 적극적으로 찾아야 한다. 이것을 깨닫기까지 오랜 시간이 걸렸다.

I는 프랑스 여성들이 다크 초콜릿을 즐기는 것에서 배웠다. 어떤 것을 진심으로 원한다면 그것을 적극적으로 찾고 당당하게 누리자.

온기

"뽀드득, 뽀드득."

따뜻한 물로 설거지하는 시간을 좋아한다. 세제가 없어도 하얀 그릇은 잘 닦인다. 이 시간은 정화의 시간이기도 하다. 운이 좋은 날은 그간 꼬인 생각의 실타래가 풀어지기도 한다. 소확행소소하지만 확실한 행복도 느낀다. 서울에 한파가 왔던 그날도 나는 따뜻한 물로 설거지했다. 그 순간 한 광경이 내 머리를 스쳤다.

새해를 며칠 남겨 둔 어느 날이었다. 세상이 모두 하얗고 정말 눈이 부시도록 아름다웠다. 지금까지 살아오면서 그렇게 아름다운 설원의 설경을 본 적이 없다. 나는 오랫동안 지켜보았다. 설경 중앙에 있던 호수가 녹기 시작했다. 너무도 맑고 깨끗한 물이 보였다. 맨발로 들어가 보았다. 물이 이상할 정도로 따뜻했다.

잠에서 깨어나서도 꿈속에서 본 풍경이 너무도 생생했다.

'정말 우연일까?

가끔 우연이 정말 우연이었을까?, 라는 생각이 든다. 우주가 오래전부터 나를 위해 짜 놓은 인생 레시피대로 차근차근 살아가는 느낌이다. 전전긍긍, 아등바등하던 나는 더 이상 안달하지 않고 내게 오는 인생의 레시피를 편안하게 받아들인다. 내게 오는 이 레시피에는 분명 이유가 있을 테니까. 달던, 짜던, 시던, 쓰던, 싱겁던 한 가지 분명한 건 온기로 채워진 이 레시피로 나는 자신과의 화해, 세상과의 화해를 향해 달려가고 있다.

'내 다음 인생의 레시피'

한 시인이 말했다. 인생에서 사람이 온다는 일은 대단한 일이다. "우리 오늘부터 베프합시다."라고 말한다고 되는 것이 아니다. 이해타산 그 이상의 것을 얼마나 상대에게 내줄 수 있을지가 그 관계의 시간과 질을 좌우한다. 나는 이를 몇 번의 시행착오 후에 알게 되었다.

도쿄, 다카, 부산에서 그리고 서울에서 만난 사람들이 있다. 음식의 온기로 내 마음을 녹여 준 사람들은 내 우주를 확장했다. 그리고 내 다음 인생 레시피의 문을 열어 주었다. 그리고 따뜻한 나를 만들어 주었다. 그러므로 책 쓰기는 내 과거를 꺼내고, 현재의 나를 넣고 되고 싶은 내 미래까지 미리 가져와 지금 필요한 곳에 집어넣는 작업이었다.

내면의 단단함에서 부드러움이 나오고 그것은 내가 무엇을 먹는가에 달려 있다. 진짜 식재료를 선택하자. 그리고 진짜 식사를 하자. 그리고 내 몸과 마음을 온기로 채워 건강 미인이 되어보자. 나는 건강한 식습관을 통해 몸의 온기뿐만 아니라 마음의 온기도 찾게 되었다. 얼었다, 녹기를 반복하던 내 마음에도 드디어 봄이 왔다. 앞으로는 좋은 식습관으로 사람들에게 온기를 전하고 싶다.

이 글은 내 주변 건강 미인들의 건강한 솔직함과 응원으로 완성되었다. 건강한 식습관으로 밝고 건강한 에너지를 나에게 전해 주던 건강 미인 모두가 나의 워너비[wannabe]이다. 온기로 나를 따뜻하게 감싸주었던 한국, 일본, 방글라데시의 건강 미인 지인들에게 이 한 권의 책으로 감사의 마음을 전하고 싶다.

당신들이 내게 음식으로 전해 준 온기는

외면했던 나를 들여다보고

닫힌 마음을 열고

가벼운 마음으로

또 다른 세계로 향하는 시작이 되었습니다.

감사합니다. 고맙습니다.

오늘도 정성스럽게

허 진

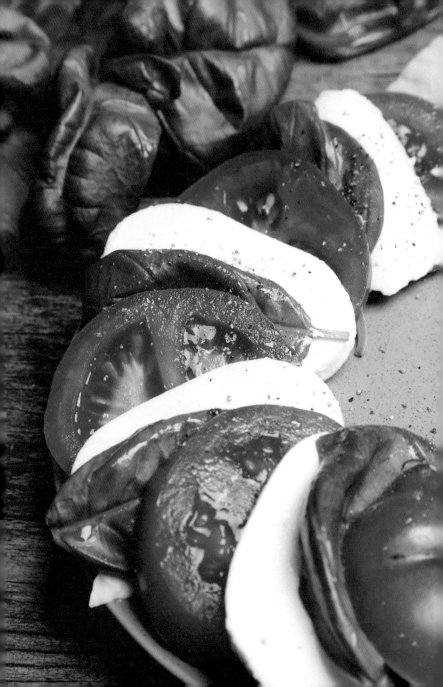

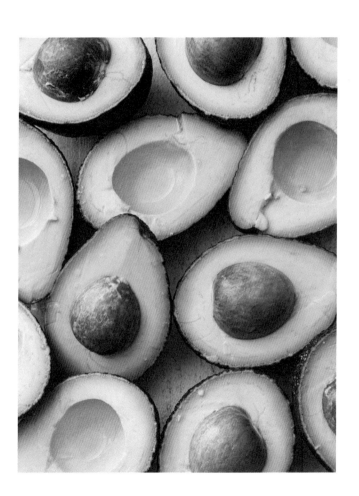

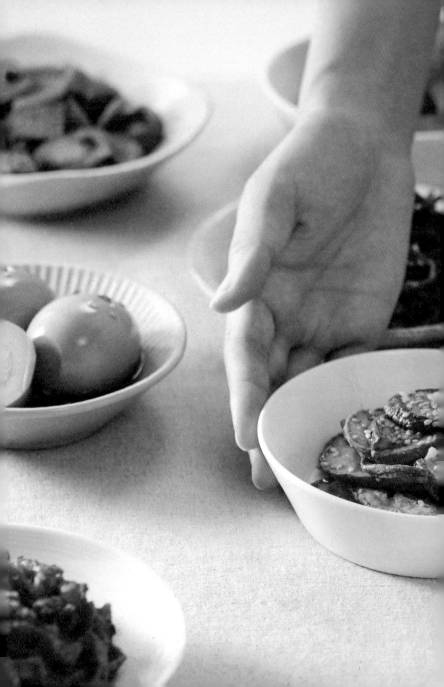

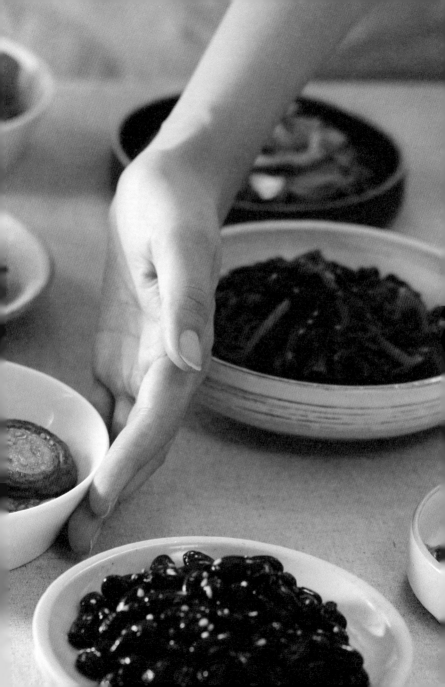

나를
만드는
─── ⌒ ∙
식습관
레시피

초판인쇄 2024년 11월 29일
초판발행 2024년 11월 29일

지은이 허진
발행인 채종준

출판총괄 박능원
책임편집 유나
디자인 김예리 · 서혜선
마케팅 안영은
전자책 정담자리
국제업무 채보라

브랜드 라라
주소 경기도 파주시 회동길 230(문발동)
투고문의 ksibook13@kstudy.com

발행처 한국학술정보(주)
출판신고 2003년 9월 25일 제406-2003-000012호
인쇄 북토리

ISBN 979-11-7318-030-9 13510